AF458689

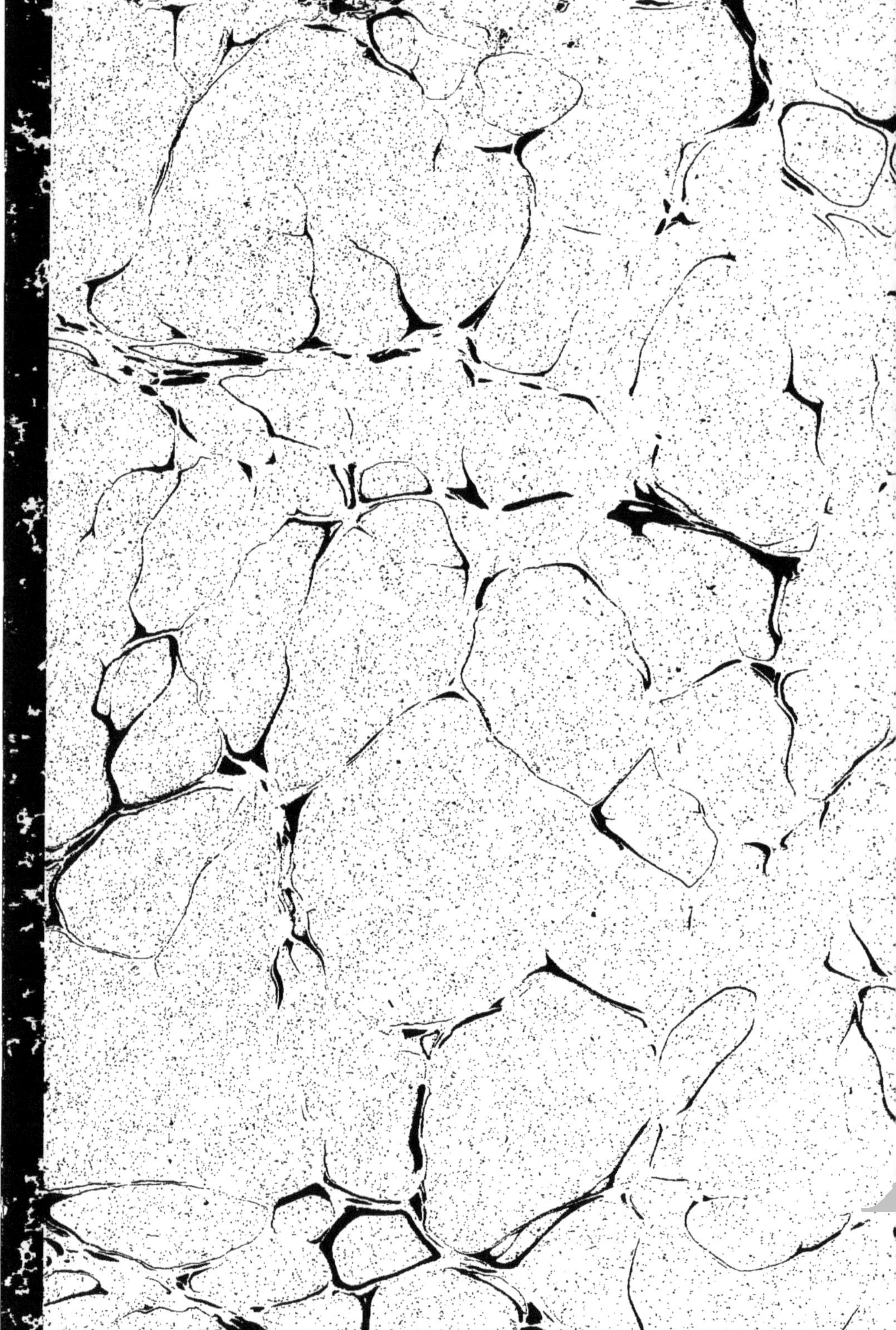

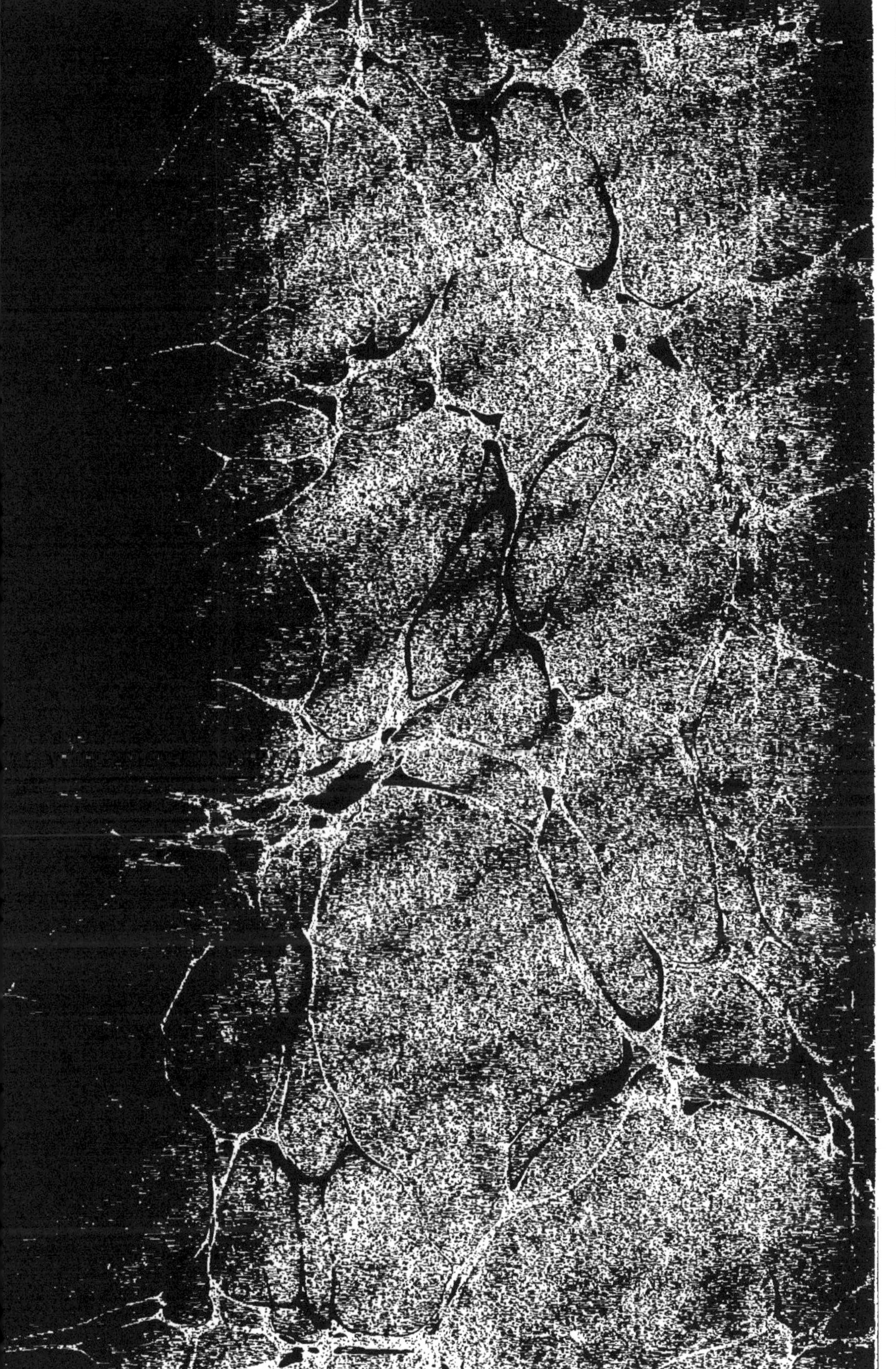

HYGIÈNE

DES

SAISONS

PAR

Le Docteur P. FOISSAC

Médecin en chef honoraire de la Maison de Saint-Denis,
Médecin consultant des Maisons d'éducation de la Légion d'honneur,
Lauréat de l'Institut, Officier de la Légion d'honneur,
Commandeur de Saint-Sylvestre, Commandeur du Lion et du Soleil de Perse,
Chevalier de l'ordre de Grégoire le Grand et du Medjidié.

PARIS

J.-B. BAILLIÈRE ET FILS

Rue Hautefeuille, 19, près le Boulevard Saint-Germain.

Londres — BAILLIÈRE, Tindal and Cox.

Madrid — CARLOS BAILLY-BAILLIÈRE.

1884

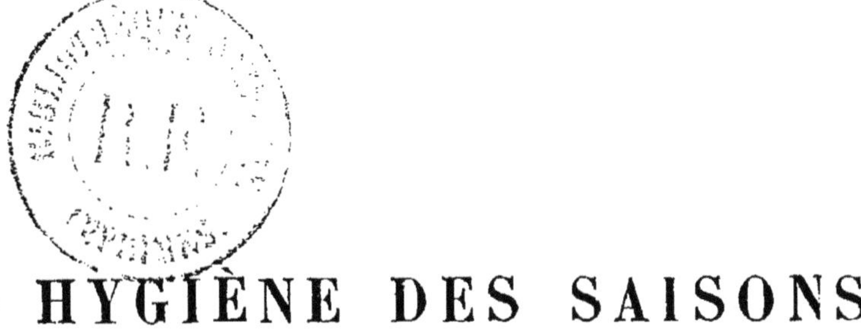

HYGIÈNE DES SAISONS

OUVRAGES DU MÊME AUTEUR

CHEZ LES MÊMES LIBRAIRES

Le matérialisme et le spiritualisme scientifiques ou les localisations cérébrales. Deuxième édition. Paris, 1881, in-8, 320 pages.

La chance ou la destinée. Paris, 1877, in-8, 662 pages.

La longévité humaine, ou l'art de conserver la santé et de prolonger la vie. Paris, 1873, in-8, 567 pages.

Hygiène philosophique de l'âme. Deuxième édition, revue et augmentée. Paris, 1863, in-8, 570 pages.

De l'influence des climats sur l'homme et des agents physiques sur le moral. Deuxième édition. Paris, 1867, 2 vol. in-8.

De la météorologie dans ses rapports avec la science de l'homme, et principalement avec la médecine et l'hygiène publique. Paris, 1854, 2 vol. in-8.

De l'influence du moral sur le physique. Mémoire lu à l'Académie des sciences morales et politiques, 1857.

Mémoire sur le paupérisme.

De la gymnastique des anciens comparée avec celle des modernes sous le rapport de l'hygiène. Paris, 1838.

Les trois fléaux : le choléra épidémique, la fièvre jaune et la peste. Paris, 1865, in-8, 168 pages.

Considérations pratiques sur le traitement des névralgies. Paris, 1877.

Discours sur les devoirs professionnels du médecin. (Voy. école de Salerne.)

POUR PARAITRE PROCHAINEMENT.

De la gymnastique. Deuxième édition.

Du paupérisme. Deuxième édition.

Considérations pratiques sur le traitement des névralgies et des névroses. Deuxième édition.

Saint-Denis. — Imp. Ch. Lambert, 17, rue de Paris.

HYGIÈNE

DES

SAISONS

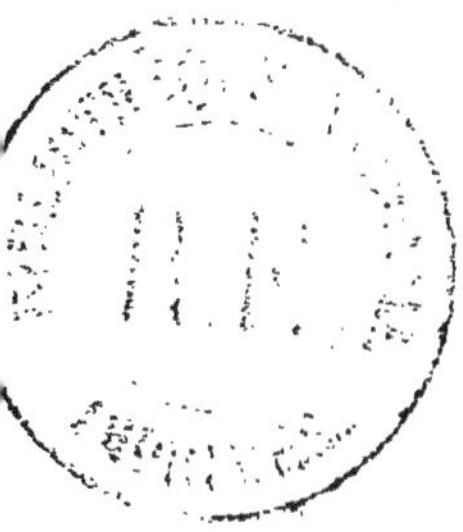

PAR

Le Docteur P. FOISSAC

Médecin en chef honoraire de la Maison de Saint-Denis,
Médecin consultant des Maisons d'éducation de la Légion d'honneur,
Lauréat de l'Institut, Officier de la Légion d'honneur,
Commandeur de Saint-Sylvestre, Commandeur du Lion et du Soleil de Perse,
Chevalier de l'ordre de Grégoire le Grand et du Medjidié.

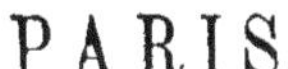

PARIS

J.-B. BAILLIÈRE ET FILS

Rue Hautefeuille, 19, près le Boulevard Saint-Germain.

Londres | **Madrid**
BAILLIÈRE, Tindal and Cox. | CARLOS BAILLY-BAILLIÈRE.

1884

L'HYGIÈNE DES SAISONS

CHAPITRE PREMIER.

Considérations générales sur la médecine.

La médecine est la science qui a pour objet la conservation de la santé et le traitement des maladies. Toutefois, si l'on a pu faire remonter la médecine à l'origine des sociétés, elle ne mérite le nom de science qu'après Hippocrate, son véritable fondateur; ce titre même ne lui fut attribué qu'avec la secte dogmatique de l'école d'Alexandrie. Qu'est-ce en effet qu'une science, sinon un ensemble de connaissances fondées sur des principes, un concours de vérités déduites les unes des autres? Que l'on médite même les deux premiers mots de ses immortels aphorismes *ars longa*, et l'on conviendra que le génie d'Hippocrate ne voit d'abord qu'un art dans cette science dont les anciens d'après Quintilien, *credebant eam vix humanis potuisse ingeniis inveniri.* Aussi, ne doit-on pas être surpris que Pline, le contempteur de la médecine, rapporte cependant que la Grèce rendit à Hippocrate les mêmes honneurs qu'à Hercule.

Malgré l'imperfection de ses principes, mais en raison de son utilité, on comprend que les anciens aient donné à l'art de guérir une origine divine. Esculape était fils d'Apollon; les deux petits-fils de ce dieu, Machaon et Podalire, furent des héros immortalisés par Homère.

Eschyle, Pindare, Aristophane, Pausanias regardent la médecine comme l'un des attributs d'Apollon. On lit dans l'*Alceste* d'Euripide : « C'est ce dieu qui enseigna aux Asclépiades l'art de connaître et d'employer les médicaments. » Dans la tragédie d'*Andromaque*, Oreste invoque Apollon comme dieu de la médecine. Diane, sa sœur, avait des temples en Grèce et à Rome où elle était adorée comme une divinité médicale et présidant à la naissance. Fils d'un roi de Pylos, le devin Mélampe enseigna aussi l'art de guérir et rendit à la santé les filles de Prœtus dont il épousa l'aînée, Iphianasse, qui lui apporta en dot la couronne d'Argos. Podalire ne fut pas moins royalement récompensé de ses services; au retour de Troie, jeté par la tempête dans l'île de Scyros, il épousa la fille du roi qu'il avait guérie d'une chute qu'elle avait faite du haut d'un toit. Il la saigna des deux bras, au moment où l'on désespérait de sa vie. Cette histoire, rapportée par Pausanias, est le premier exemple d'un médecin qui ait pratiqué la saignée.

En dehors des règles hygiéniques, suggérées aux premiers législateurs par l'expérience et le raisonnement, la médecine ne fut, avant Hippocrate, qu'un tissu de superstitieuses croyances et de pratiques ridicules, sinon dangereuses. Sans l'anatomie, sans la physiologie, sans l'histoire naturelle, sans l'enseignement de ces sciences si compliquées, comment comprendre, comment traiter une maladie? Conduisez un poète, un astronome, un mathématicien d'un génie admirable dans un hôpital où seraient rassemblées toutes les misères humaines, il en sortirait rempli d'effroi et ne saurait imaginer un seul moyen de porter remède à tant d'infortunes et, peut-être, demanderait-il comme Denis à Platon d'où viennent tous les maux? Strabon rapporte même que les Assyriens exposaient les malades sur les places publiques, afin que chaque passant pût indiquer les remèdes que le hasard lui aurait fait découvrir. On n'en connaissait qu'un très petit nombre; il paraît cependant qu'on employait la scille dans l'hydropisie, et qu'on avait érigé un temple en l'honneur de cette plante dans les environs de Péluse. Très anciennement les Égyptiens se purifiaient le corps, tous les mois pendant trois jours, à l'aide des vomitifs, des purgatifs et des lavements, persuadés que toutes les maladies proviennent d'intempérance et des crudités qui s'amassent dans les premières voies. Du reste les Égyptiens étaient très sobres, se nourrissant surtout de végétaux et de fruits; ils vivaient très vieux; on ne rencontre qu'un très petit nombre de momies d'enfants; les momies des grandes personnes ont toutes leurs dents et très peu sont cariées.

Hippocrate est l'inventeur de la médecine comme Aristote est celui de la zoologie, de l'histoire naturelle, et la même chose arriva à ces deux génies immortels; une partie importante de leurs ouvrages fut non seulement négligée, mais encore altérée, et on n'est pas toujours d'accord sur l'authenticité de quelques-uns. Nous, médecins, nous devons tout à Hippocrate, et plus dans chaque siècle on verra des médecins laisser un grand nom dans la science, tels que Galien, Arétée, Sydenham, Boerhaave, Stoll, Frédéric Hoffmann, Baglivi, Chomel, Laennec, plus on reconnaîtra qu'ils se sont inspirés du génie d'Hippocrate.

On voit dans le *Serment* que du temps des Asclépiades il n'existait pas d'enseignement public, et que tout médecin jurait par Apollon, par Esculape et par les autres dieux, de regarder comme son père celui qui lui avait enseigné cet art, de considérer ses enfants comme ses propres frères, de leur apprendre cet art s'ils veulent l'étudier, sans aucun salaire, de communiquer les préceptes vulgaires, les connaissances pratiques et tout le reste de la doctrine à ses propres enfants et à ceux de son maître et aux adeptes que l'on aura fait jurer selon la loi médicale, *mais à aucun autre*. Platon dit en effet qu'Esculape avait choisi ses disciples dans sa propre famille, et Galien assure qu'à l'origine les connaissances médicales étaient héréditaires. De sorte qu'en dehors de la famille des Asclépiades et de quelques adeptes, l'art de guérir ne pouvait ni se répandre, ni atteindre un haut degré de perfection. Aussi, dans le siècle si éclairé de Platon, de Thucydide et d'Hérodote, la médecine continua-t-elle à être pratiquée dans les temples ; les plus célèbres étaient ceux d'Épidaure, de Cos, de Pergame, de Mégalopolis, consacrés à Esculape. Le plus renommé d'abord fut celui d'Épidaure; mais dans la suite, celui de Cos devint le plus célèbre. On a prétendu même que le nom des maladies et des remèdes était inscrit sur des tables d'airain, qu'Hippocrate les consulta et en composa ses aphorismes. Ces temples étaient construits dans les lieux les plus riants et les plus salubres. On y allait en pélerinage pour consulter l'oracle; on s'y soumettait à des abstinences, à des purifications, à des bains de sources merveilleuses; Pausanias rapporte que les malades dormaient dans le voisinage des temples sur la peau d'un bélier, ou dans un lit, à côté de la statue du dieu qui souvent leur apparaissait en songe et leur révélait des remèdes pour les guérir. Varron, Galien, Jamblique, Hérodien rapportent qu'on a souvent découvert des remèdes à l'aide des songes; Amphiclée, ville de l'ancienne Grèce, avait un temple de Bacchus de qui les habitants passaient pour avoir obtenu des remèdes pendant leur sommeil. Marc-Aurèle énumérant les bienfaits qu'il a reçus des dieux, les remercie particulièrement de lui avoir indiqué en songe différents remèdes, mais surtout pour ses crachements de sang et ses vertiges, ainsi que cela lui arriva à Gaète et à Chrese. Ces pratiques superstitieuses se perpétuèrent jusqu'au règne de Constantin.

Il ne fut innové rien d'essentiel par Thessalus et Dracon fils d'Hippocrate, par Polybe, son gendre, ni par Dexippe et Apollonius que Galien cite parmi ses disciples. Pour voir réaliser un progrès important, il faut arriver à l'école d'Alexandrie sous Ptolémée *Soter*, beau-frère d'Alexandre, Ptolémée *Philadelphe* et Ptolémée *Evergète* qui lui succédèrent. Protecteurs des savants, ils fondèrent la célèbre bibliothèque d'Alexandrie et, surmontant les résistances des Égyptiens, permirent aux médecins d'ouvrir les cadavres humains. Alors commence l'histoire de l'anatomie, seule base de tout savoir et surtout des progrès de la chirurgie. Il est inutile de rappeler les noms immortels d'Hérophile et d'Erasistrate, petit-fils d'Aristote. Je ne parle ni de leurs découvertes anatomiques ni du traitement des maladies qui consistait surtout dans l'application des lois hygiéniques; je veux signaler seulement l'essor qu'ils imprimèrent à la chirurgie. On peut reprocher à Hippocrate d'avoir fait jurer à ses disciples de ne point pratiquer la lithotomie. Mais tandis que les successeurs d'Hérophile ne ménageaient pas à l'école de Cos des observations malveillantes, on remarqua qu'Erasistrate eut une si grande vénération pour le grand nom d'Hippocrate que jamais il ne permit une seule critique de ses opinions. Les chirurgiens d'Alexandrie pratiquaient la taille suivant la méthode décrite par Celse et connue sous le nom de petit appareil ; suivant Prosper Alpin, ils tentèrent l'extraction de la pierre, en imitant la nature et en dilatant les canaux par lesquels l'urine est rendue. Ils pratiquèrent la plupart des opérations chirurgicales avec une hardiesse et un succès extraordinaires; ils réduisaient habilement les fractures et les luxations; les opérations du trépan, de la cataracte, de la fistule à l'anus, de la hernie étranglée leur étaient familières ; ils ne craignirent pas même d'ouvrir l'abdomen et les abcès du foie et de la rate. Plus tard, Asclépiade, Antillus et Thémison eurent souvent recours à la bronchotomie dans les cas d'angine suffocante. Toutefois, pendant une longue suite de siècles, l'histoire ne signale aucun perfectionnement, aucune découverte en chirurgie. Bien plus, cette science si exacte, si belle, si utile, tomba injustement dans une sorte de discrédit à Rome, et, en y arrivant sous le règne de Marc-Aurèle, Galien eut le tort d'abandonner l'exercice de cet art qu'il avait pratiqué à Pergame; son exemple fut suivi par Archigène, Philippe de Césarée, Arétée et leurs successeurs. Ce point d'arrêt dura dans la période de décadence de l'empire romain, et dans tout le moyen âge. Albucasis est le seul chirurgien arabe qui ait laissé un nom dans la science; il faut arriver à Guy de Chauliac, dans le XIVe siècle pour voir renaître le goût des connaissances anatomiques et de l'observation, pour dégager la chirurgie du joug honteux que les Arabes, ces serviles commentateurs d'Aristote, firent peser sur toutes les connaissances humaines.

On a souvent discuté sur la prééminence de la médecine ou de la chirurgie, et on a vu les représentants de la première traiter avec un orgueilleux dédain les sectateurs de la seconde. Pour nous, cependant, il ne doit exister aucun doute sur cette question. Dans les temps anciens et modernes, médecins et chirurgiens ne se sont pas moins fait remarquer les uns que les autres par l'amour de la science, et le génie de l'observation. Mais combien, pour son utilité, la chirurgie l'emporte sur la médecine proprement dite, dans les plus cruels accidents de la vie, dans une ville assiégée, pour une armée en campagne!

On lit dans l'*Iliade* que Pâris, d'une flèche armée de

trois pointes, ayant atteint Machaon à l'épaule : Tout s'ébranle, dit Homère, les Grecs tremblent que les Troyens ne leur ravissent ce héros et la victoire ; « ô Nestor, s'écrie Idoménée, monte sur ton char, que Machaon y monte avec toi ; dirige tes coursiers vers les vaisseaux. Un homme qui sait, comme lui, retirer le fer d'une plaie et par d'heureux secrets guérir les blessures, vaut à lui seul mille guerriers. »

Nous ne savons rien de Critobule sinon que, vivant à la cour de Philippe II, et suivant les armées macédonniennes, il était sans doute de la famille des Asclépiades. Au siège de Méthone, un habile archer d'Amphipolis, dont Philippe avait dédaigné les services, lui creva l'œil droit avec une flèche portant cette inscription : *à l'œil droit de Philippe.* Critobule retira la flèche que Philippe renvoya avec ces mots : *Si Méthone est prise, Aster sera pendu.* La ville fut prise et Aster pendu. Nous retrouvons Critobule dans l'armée d'Alexandre. Ce prince ayant reçu une flèche dans le côté droit, sur le rempart de la ville des Oxydraques, Critobule, suivant Quinte Curce, Critomène d'après Arrien, en fit l'extraction en débridant la blessure. Alexandre, qui avait refusé d'être tenu, souffrit cruellement, une grave hémorragie survint, il s'évanouit, on le crut mort, il était sauvé. La syncope avait arrêté l'hémorragie et Alexandre revint à la vie, aux cris de joie de toute l'armée.

N'est-ce point à la chirurgie que l'on doit les progrès de l'anatomie et de la physiologie, sans lesquelles la médecine ne serait qu'un art conjectural, ainsi que Bacon le lui reproche, même à son époque? Sénac a eu raison de dire d'André Vésale, qu'avant l'âge de 28 ans il avait découvert un nouveau monde, et rien ne manqua à la gloire du restaurateur de l'anatomie, ni la basse jalousie, ni l'injuste persécution, ni la mort affreuse, expiation de ses services. Car forcé d'entreprendre un pèlerinage en Palestine pour échapper à la rage de ses ennemis, il fut à son retour jeté par la tempête sur les rochers de l'île de Zante où il mourut de faim. Après lui, citons les noms de chirurgiens célèbres à divers titres, de Jean Pitard qui accompagna Louis IX en Palestine, de Fallope, de Jean de Vigo, de Carpi, d'Ambroise Paré et de Guillemeau son disciple. Ajoutons ces deux souvenirs étranges: Philippe II prit le parti d'André Vésale contre ses ennemis qui l'avaient dénoncé à l'inquisition; Charles IX cacha Ambroise Paré dans sa propre chambre (il était huguenot) le jour de la Saint-Barthélemy, tandis qu'il laissait pendre pour crime de faux Hamon qui avait été son précepteur et son secrétaire. Avec eux, le règne de la chirurgie est fondé et ne périra pas; nous passons sous silence les glorieuses carrières de Dionis, Scultet, Félix, Ledran, Jean Méry [1], Morand, William et John Hunter, de La Peyronie, Platner, frère Cosme, Valsalva, Chéselden, des deux Monro, de l'illustre élève de Maréchal, Petit, dont le génie eut suffi pour illustrer l'Académie de chirurgie, Desault enfin qui nous a peut-être légué le grand Bichat et l'élite des chirurgiens qui sont la gloire de notre siècle. Enfin, c'est à des chirur-

[1] Ce chirurgien célèbre cultiva l'anatomie avec un grand succès: « Nous autres anatomistes, disait-il plaisamment, nous sommes comme les crocheteurs de Paris, qui en connaissent toutes les rues, jusqu'aux plus petites et aux plus écartées, mais qui ne savent pas ce qui se passe dans les maisons. »

giens que nous devons les deux plus célèbres découvertes des temps anciens et modernes; nous voulons parler de la lithotritie et des anesthésiques. L'Égypte et la Grèce savante auraient élevé des autels à leurs inventeurs : nous cherchons quelle récompense leur ont décerné nos contemporains.

Il est cependant des opérations injustifiables telles que la résection du larynx et du pylore. Nous sommes persuadé qu'on renoncera à l'élongation des nerfs, mais surtout à leur arrachement.

En rendant toute justice aux services des chirurgiens, nous sommes loin de chercher à rabaisser le mérite des médecins proprement dits, et nous savons que plusieurs d'entre eux se sont distingués par une science profonde, le génie de l'observation, l'esprit philosophique, mais nous dirons avec Bordeu : « Ouvrez les fastes de la médecine, comptez les législateurs. »

Dans le cours des vingt siècles qui ont précédé Boerhaave, Stahl, Ramazzini, Van Helmont, Baglivi, Stoll, Laennec, quelles sont les doctrines qui sont restées debout, quelles vérités a-t-on découvertes, quelles méthodes de traitement a-t-on instituées, quelles maladies a-t-on guéries, de quelles épidémies a-t-on empêché l'invasion? Nous n'en découvrons aucune. Les deux derniers systèmes qui ont régné en médecine, celui de Brown et celui de Broussais, étant en décadence complète, ne doivent pas encourager les inventeurs.

En présence de cette stérilité, quelques sceptiques ont pu mettre en question si l'art de guérir a fait un progrès depuis Hippocrate, si la médecine mérite le nom de science, si elle est plus utile que nuisible, s'il est plus avantageux de recourir aux conseils des médecins que de s'abandonner aux ressources de la nature ; si les doutes de Montaigne, si les plaisanteries de Molière, si les invectives de Jean-Jacques Rousseau sont justifiés, si comme le voulait Gédéon Harvey on doit proscrire la médecine, l'hygiène pouvant avec avantage la remplacer, et enfin, si l'on doit prendre au sérieux la septième des règles de santé formulées par le plus savant médecin dont s'honore l'Allemagne, Frédéric Hoffmann, lorsqu'il dit : *Fuge medicos et medicamenta, si vis esse salvus*. Sans donner à ces questions délicates toute l'extension qu'elles nécessiteraient, nous réservant d'ailleurs d'y répondre plus loin, nous rappellerons qu'un grand nombre de médecins judicieux se sont montrés les adversaires d'une polypharmacie routinière, d'une thérapeutique perturbatrice et ont même abandonné plusieurs maladies aux ressources de la nature, quelquefois justement appelée médicatrice, et que, prenant l'observation pour guide, ils avaient reconnu que les maladies aiguës se terminaient par des crises favorables ou n'étaient même que des crises salutaires.

Nous avons signalé ailleurs ce fait important : Pendant plusieurs siècles, un grand nombre d'anciens États n'eurent pas de médecins. Il n'en est pour ainsi dire jamais question dans l'histoire du peuple hébreu. Survenait-il quelque grande calamité chez les Spartiates, ils appelaient ceux des contrées voisines. Athènes et Rome furent-elles plus privilégiées? Thucydide a décrit avec une énergie saisissante les ravages de la peste qui fit d'innombrables victimes dans cette ville et dans plusieurs contrées de la Grèce, du temps de la seconde guerre du Péloponèse, et rapporte que les médecins furent les premiers victimes de la terrible épidémie et que tous les secours de l'art furent impuissants. Thucydide ne nomme pas Hippocrate, tandis que des témoignages apocryphes veulent que ce grand médecin y vint, précédé de ses fils et de son gendre Polybe, et guérit le fléau en faisant allumer de grands feux sur les places publiques, et suspendre aux monuments des plantes odoriférantes dont Aétius nous a conservé les noms. Hippocrate ne mit jamais les pieds à Athènes. A l'époque de l'apparition de la peste, venue de l'Éthiopie, en 428, Hippocrate n'avait que trente-deux ans, et ne pouvait avoir des fils et un gendre déjà médecins. Dans ses écrits si remarquables par la description des épidémies qu'il observe, il n'est jamais question de cette redoutable peste. Hippocrate exerçait son art comme *périodeute*, c'est-à-dire médecin ambulant, et principalement à Thasos, à Larisse, à Abdère, à Mélibée et dans plusieurs bourgs de la Thessalie, de l'Épire et de l'Asie-Mineure; Galien prétend même qu'il ne visita aucun bourg aussi considérable que le Pirée ou un quartier de Rome. Son entrevue avec Démocrite est également une fable sans vraisemblance.

De leur côté, les Romains avaient appris des Étrusques, leurs maîtres dans les sciences occultes, l'art de guérir les maladies par des cérémonies superstitieuses et des chants magiques. Ils avaient une grande vénération pour l'Esculape d'Épidaure. Ils érigèrent un temple où Apollon, médecin, était adoré comme dieu; un autre temple fut érigé à la déesse Hygie des Grecs, sous le nom de *Dea salus*. Enfin, la déesse *Febris* avait des autels sur le mont Palatin; Cicéron dit que la crainte des funestes effets de la fièvre fut la cause des honneurs qu'on lui rendit. Pendant le règne des épidémies, ils cherchaient dans les livres Sibyllins, que la Sibylle de Cumes avait vendu 300 *philippes* d'or à Tarquin *l'ancien*, les moyens d'apaiser la colère des dieux et de faire cesser les grandes calamités. Archagatus, chiriatre d'Athènes, justement surnommé *le bourreau*, fut le premier médecin qui vint s'établir à Rome sous le consulat de P. Émile et M. Livius, l'an 219 avant Jésus-Christ. Il fut plus tard chassé à coups de pierres. Enfin, nous ferons observer qu'aujourd'hui encore, dans la plus grande partie de l'Asie, de l'Afrique et de l'Océanie, vivent des peuplades et même des nations entières où la médecine est pour ainsi dire inconnue ; parfois on y donne ce nom à un empirisme grossier, plus nuisible qu'utile.

La Chine est le plus grand empire du monde et compte plus de 300 millions d'habitants. Leurs annales ne comprendraient pas moins de cent mille ans; nous leur accordons la même antiquité qu'à l'Égypte. Au milieu des progrès de leur agriculture et de leur industrie, la médecine est restée dans l'enfance. Au commencement de ce siècle, ils n'avaient pas disséqué un cadavre, ni pratiqué une amputation. Les médecins ne savent pas guérir la lèpre, qui est très commune en Chine; on ne consulte guère ces jongleurs et ces devins que pour savoir le nom de l'esprit qui les tient malades. La thérapeutique n'est pas la partie la moins ridicule. On comprend que les charlatans abondent chez un peuple qui n'est pas moins sensuel que crédule. La secte du Tao-Tjies prétend avoir découvert un breuvage qui rend immortel.

Ainsi, non seulement quelques individus, mais encore des républiques, de grands empires ont pu exister, privés entièrement de tout secours médical. Cependant, tous les hommes sont sujets aux maladies; il faut donc supposer que plusieurs guérissent sans traitement, ou malgré le traitement. A proprement parler, la guérison d'une maladie isolée ne prouve rien en faveur de la science d'un médecin; elle ne prouve même pas qu'il a reconnu la nature du mal et qu'il a appliqué le remède convenable. On sait que, chez les individus bien constitués et en dehors des temps d'épidémie, la plupart des maladies aiguës simples guérissent spontanément et par le seul bénéfice de la nature; aussi Barthez disait-il avec une sorte de brusquerie humoristique, que, pour une maladie aiguë, il lui importait peu de se confier au premier médecin venu; mais il ajoutait que, s'il était menacé d'une affection chronique, il aurait recours à la sagacité et au savoir d'un médecin consommé.

Le résultat des traitements divers employés dans la pneumonie fournit au médecin d'utiles enseignements. C'est par les émissions sanguines réitérées qu'on a traité jusqu'ici cette maladie regardée comme le type de la phlegmasie interne. En Allemagne, les docteurs Skoda et Dietl ont pu, grâce à leur notoriété scientifique, donner le signal d'une réforme importante en thérapeutique, et inaugurer le système de l'expectation pour toute maladie franchement inflammatoire. Quel a été le résultat de cette tentative? La mortalité qui était de 20 pour 100, et quelquefois même plus élevée, dans le traitement antiphlogistique, est descendue à 8 pour 100, grâce à la méthode expectante, on devrait même dire la méthode d'abstention. Expérimentée par Hugues Bennet, elle n'offrit pas des résultats moins favorables à Édimbourg qu'à Vienne, et procura même 63 guérisons sur 65 pneumonies. Bennet s'abstint de toute émission sanguine, mais il prescrivit quelques alcalins au début, afin de diminuer la viscosité du sang, puis du thé de bœuf, une alimentation légère, 125 grammes de vin, et enfin des diurétiques aux approches de la crise.

On voit dans un mémoire de M. Barthez et dans un rapport de Blache, le savant successeur des Guersant et des Chomel, qu'appliquée au traitement de la pneumonie des enfants à l'hôpital Sainte-Eugénie, l'expectation réalisa des succès plus nombreux encore : sur 212 enfants atteints de pneumonie franche, il y eut 2 morts seulement, dans des cas où la maladie occupait les deux poumons. Faut-il conclure de ces faits qu'on doit toujours substituer l'expectation aux médications actives? En présence de la variété infinie des symptômes, il n'appartiendrait qu'à un médecin systématique d'adopter pour tous les cas une méthode unique de traitement. Tout observateur judicieux reconnaît qu'à certaines époques, les maladies ont une gravité et un caractère différents ; il serait donc peu rationnel d'attribuer à une méthode particulière une série exceptionnelle de succès. L'expectation, qui n'avait fourni qu'une mortalité de 7 à 9 pour 100 à Vienne et à Édimbourg, échoua complètement en

Hollande : de Bordes et Schmidt ayant soumis les pneumonies de leurs services au traitement recommandé par Skoda et Bennet, les décès s'élevèrent à 23 pour 100, tandis que, en employant la formule des saignées coup sur coup, le professeur Bouillaud ne perdit que 18 malades sur 152, c'est-à-dire 11,84 pour 100; Andral, enfin, n'eut que 1 décès sur 43 pneumonies par l'emploi modéré de l'émétique et de la saignée.

Nous le répétons, ce n'est pas à la médication employée seulement, que sont dus les succès et les revers dans le traitement des maladies aiguës; la digitale, la vératrine, l'oxyde blanc d'antimoine, ont eu aussi leurs partisans. De son côté, le docteur Bürckardt, de Wurtemberg, préconise l'acétate de plomb; du mois d'octobre 1853 au mois de juillet 1854, ayant soigné par le sel de plomb 80 pneumonies, il ne perdit, prétend-il, qu'un seul malade, qui d'ailleurs était tuberculeux ; mais ce praticien mit simultanément en usage les remèdes les plus divers, le tartre stibié aussi bien que la saignée.

« Une pleurésie qu'il faudrait traiter par le vin et la thériaque, dit Zimmermann, est encore plus rare qu'un enfant à deux têtes. » Le célèbre auteur du *Traité de l'expérience* ne connaissait pas toute la résistance de l'économie aux causes de mort qui la menacent, et nous ne voulons citer comme preuve qu'une méthode de traitement, dont l'honneur revient aux médecins anglais, au docteur Todd principalement. Cette méthode consiste dans l'usage des alcooliques, hardiment et largement administrés, depuis 100 jusqu'à 300 grammes par jour, et même davantage, à doses fractionnées, dans la plupart des maladies caractérisées par l'élément inflammatoire, dans tous les cas d'érysipèle, dans le rhumatisme aigu, la pneumonie, l'endocardite, la péricardite, la pleurésie, la fièvre typhoïde, le typhus, les hémorragies, les exanthèmes fébriles, la fièvre puerpérale, le scorbut, la pourriture d'hôpital, la gangrène sénile, l'ophthalmie, la conjonctivite purulente, les empoisonnements spécifiques; les affections chroniques les plus graves et caractérisées par un pouls fréquent, petit et faible, sont également traitées par les alcooliques, auxquels les collègues de Tood ajoutent le vin, le gin et l'ammoniaque. En même temps, on prescrit une alimentation facile et principalement animale, le thé de bœuf de préférence à tout autre. Les Anglais attribuent à ce traitement le pouvoir de ralentir les battements du cœur et la respiration, de dissiper le délire et le météorisme du ventre. Il est inutile d'ajouter que, suivant eux, la méthode de traitement par les alcooliques revendique un plus grand nombre de succès que tout autre.

On le voit, que l'on traite les maladies aiguës par la saignée ou le tartre stibié, par l'alcool ou la digitale, par le plomb ou la vératrine, par la diète ou le thé de bœuf, par la médecine agissante ou par la méthode expectante, un grand nombre guérissent, et le médecin qui, se faisant illusion peut-être, possède l'art de grouper les chiffres, peut prouver par la statistique que son traitement est le meilleur. A plus forte raison un charlatan habile qui sait prôner la guérison de quelques maladies et pallier ses revers, tel qu'un Paracelse et ses pareils, parvient-il quelquefois à capter la confiance et à égarer l'opinion :

les médecins ont cet heur, disait Nicocès, que le soleil éclaire leurs succès et que la terre couvre leurs fautes. C'est ainsi que Jean, Claude Helvétius, fils d'Adrien qui avait obtenu de Louis XIV une gratification de 1000 livres, pour la découverte des vertus de l'ipécacuanha, médecin comme lui, et ayant sauvé Louis XV de la maladie si grave qu'il fit dans son enfance, en 1719, en lui pratiquant une saignée du pied, reçut à cette occasion une pension de 10,000 livres. Comment prouver que la guérison était due à la saignée? Mais les helvétius étaient habiles. Le grand-père était alchimiste. On a vu le prix qu'Adrien vendait ses drogues et qu'une saignée valut à Jean Claude. Le fils de ce dernier ayant gagné 300,000 francs de rente comme fermier général, fut le célèbre auteur du livre de l'*Esprit* que Voltaire appelait le *fatras* de l'esprit.

Entre tous les médecins expérimentés, en est-il un seul qui, en présence de la guérison des mêmes maladies par les traitements les plus divers et les plus opposés, ne reconnaisse en l'homme un principe conservateur qui non seulement paraît veiller au maintien de la vie, mais qui préside encore au rétablissement de la santé? Dans son *Traité de pathologie générale*, Chomel définit ce principe : « Une force intérieure, qui préside à tous les « phénomènes de la vie dans ses périodes successives, « lutte sans cesse contre les lois physiques et chimiques, « reçoit l'impression des agents délétères, réagit contre « eux, développe, par conséquent, les symptômes des « maladies, en détermine la marche et en opère la solu- « tion par un mécanisme également impénétrable. »

Cette force intérieure, cette providence cachée au sein de l'organisme est la nature conservatrice et médicatrice d'Hippocrate, que les observateurs de tous les siècles, Galien, Arétée, Van-Helmont, Stahl, Sydenham, Baillou, Frédéric Hoffmann, Tronchin, Maximilien Stoll, Barthez, Pinel, etc., ont reconnue et proclamée sous des appellations diverses. Et, non seulement le génie des médecins la découvre dans les efforts qu'elle fait pour repousser le principe du mal et rétablir la bonne harmonie des fonctions, elle devient plus manifeste encore, aux yeux du chirurgien, en opérant la guérison des fractures, la formation du cal, la régénération de certains tissus, la cicatrisation des plaies, etc.

En admettant que la nature est conservatrice, et médicatrice, quel rôle faut-il attribuer à la saignée dans le traitement des maladies? Depuis trois mille ans, l'usage des émissions sanguines dans la pratique médicale s'est généralisé, et, à diverses époques, a été poussé par des fanatiques jusqu'aux plus monstrueux abus. Quoiqu'il se soit toujours rencontré de sages observateurs pour protester contre cette méthode, elle a prévalu dans l'esprit de la foule, et nous avons parcouru une longue période d'années pendant laquelle un médecin, combattu dans ses convictions et froissé dans ses croyances, osait à peine s'abstenir de la saignée dans toute maladie fébrile, dans la pneumonie ainsi que dans l'apoplexie. Mais, depuis quelque temps, il s'opère une véritable révolution en thérapeutique : à de timides protestations ont succédé des expériences qui tendent à une réforme complète de cette pratique. Déjà, en 1828, même avant Dietl, Skoda et Bennet, Louis avait mis en doute l'utilité des émissions sanguines dans la pneumonie. En France, un certain nombre de médecins s'en étaient abstenus et en avaient signalé les inconvénients, ayant reconnu avec Beau qu'elles ont pour résultat de diminuer les globules du sang, c'est-à-dire d'appauvrir la force plastique et d'augmenter la fibrine, d'où résultent non seulement l'anémie et de longues convalescences, mais encore des endocardites, des concrétions polypeuses, des embolies.

Quel sentiment doivent éprouver tous les hommes sages, en voyant des fanatiques tels que Botal, Hecquet, Guy Patin, Bosquillon, répandre à tout propos et sans méthode des flots de sang, ruiner ainsi les constitutions les plus robustes, et appauvrir dans leur sève la vigueur de plusieurs générations? Galien n'était pas exempt du même travers, et Sydenham lui-même prescrit de commencer le traitement du scorbut par une saignée de huit onces. C'est en vain que Chirac est témoin des résulats meurtriers de sa pratique : « Petite vérole, disait-il, tu as beau faire, je t'accoutumerai à la saignée. » A combien de milliers de malades de tout âge, de tout sexe, de tout pays, n'a-t-elle pas été fatale? N'est-ce pas à l'abus des saignées que sont dues les morts prématurées du comte de Cavour et de Lafarina? Dans ses *Lettres médicales sur l'Italie*, M. le professeur Guislain, de Gand, raconte que, aux approches du printemps et de l'été, un grand nombre d'Italiens se font tirer du sang pour prévenir les maladies inflammatoires! « Il n'est pas rare, ajoute-t-il, de voir des dames qui ont été saignées plus de cent fois, sans que leur constitution en soit autrement altérée; j'ai connu un Milanais qui avait été saigné quarante fois dans le cours d'une maladie de poitrine qui avait duré un mois. » Et nous aussi, nous avons connu, entre autres malades, M. le marquis d'E..., de Turin, à qui l'on avait pratiqué 98 saignées pour une névralgie du trifacial. Quel fut le résultat de cette médication irrationnelle? La maladie en fut exaspérée, et le pauvre patient devint aveugle. Nous ne voulons pas examiner ici tous les dangers de la saignée, nous réservant de le faire ailleurs; mais d'avance, nous exprimons avec conviction la pensée qu'une nation soumise à cette pratique funeste ne peut que dégénérer, perdre bientôt la sève des âmes viriles et tomber dans le marasme.

Ce n'est jamais sans terreur que nous lisons les Lettres où Guy Patin annonce à Bélin qu'il a fait saigner 32 fois M. Mautel pour une flèvre continue. Le frère de Bélin (*Lettre* 53), ayant eu quelques accès d'une tierce mal réglée, fut saigné 4 fois; puis, sept ou huit accès extrêmement rudes étant survenus, huit nouvelles saignées lui furent pratiquées, et il fut purgé à outrance; enfin le malheureux malade, à bout de forces, et toujours tourmenté par la fièvre, partit pour Troyes, où il arriva dans un état misérable. Enfin le fils aîné de Guy Patin étant fort malade d'une fièvre continue, son impitoyable père le retira de ce mauvais pas *par le moyen de* 20 *bonnes saignées des bras et du pied, avec, pour le moins, une douzaine de bonnes médecines.....* Ce malheureux mourut phtisique à l'âge de 41 ans. Et qui oserait soutenir que les 20 *bonnes saignées* prescrites par ce médicastre ne furent pas la cause réelle de l'épuisement prématuré et de la mort de son fils? Cet orgueilleux insulteur répétait sans cesse: *Je suis médecin, j'ai cet honneur et ce bonheur*. Il appelait les chirurgiens des laquais bottés (Félix, Maréchal, de La Peyronie, des laquais!) les apothicaires des empoisonneurs titrés, des cuisiniers d'Arabie, les médecins de de la cour, *aulici nebulones*. La saignée et les purgatifs étaient les bases de sa thérapeutique. Il repoussa l'opium et le quinquina. L'antimoine fut pour lui la cause de vifs chagrins. Louis XIV étant tombé malade à Calais en 1656, on fit venir d'Abbeville un médecin du nom de Desausoy qui ne connaissait pas d'autre remède. Il s'assit familièrement sur le lit du roi, en disant: *voilà un garçon bien malade, mais il n'en mourra pas*. La guérison fut rapide, le parlement après avoir proscrit l'antimoine, ordonna plus tard une nouvelle enquête, une seconde décision de la faculté. L'assemblée eut lieu le 29 mars 1666, sous la présience de F. Le Vignon. Une majorité de 92 membres se prononça en faveur de l'emploi de l'antimoine.

Les praticiens vieillis dans la carrière, ont eu de fréquentes occasions de remarquer qu'un très grand nombre de personnes, traitées anciennement par les émissions

[1] Boileau dit de la mort prématurée de Félix: « Il a été universellement regretté, et avec raison, puisqu'il n'y a jamais eu d'homme plus obligeant, plus magnifique et plus noble de cœur. » Il pratiqua d'abord la chirurgie dans les hôpitaux civils et militaires. Chirurgien de Louis XIV, il fut le premier des modernes qui pratiqua l'opération de la fistule à l'anus. Les chirurgiens les plus célèbres avaient été consultés par Louis XIV; aucun n'avait osé entreprendre l'opération. Félix réunit plusieurs malades, fit des essais pendant deux mois, et, après d'heureux résultats, entreprit d'opérer le roi d'après la méthode de Celse, et le fit avec un plein succès, le 21 novembre 1685.

sanguines, étaient sujettes à la dyspepsie, à la goutte, aux rhumatismes, aux névralgies. Pourrait-on citer un seul exemple de longévité chez des malades soumis habituellement aux saignées abondantes ? N'est-ce point aux abus de la médecine physiologique que sont dues les chloro-anémies dont la plupart des femmes sont atteintes, ces innombrables affections nerveuses qui échappent à toute classification, à ce point qu'un des plus ingénieux observateurs de notre époque, Cerise, a cru devoir en faire une classe spéciale sous le nom de névropathie protéiforme. Les anciens connaissaient parfaitement la propriété dynamique et plastique du sang, et ils l'exprimaient ainsi : *Sanguis moderator nervorum*. Nous voyons, à notre époque, un grand nombre de praticiens s'abstenir des émissions sanguines, ou du moins en restreindre singulièrement l'usage. Le professeur Hecker, de Berlin, témoin des funestes résultats du traitement routinier et barbare suivi dans les armées prussiennes, écrivait dans le *Manuel de médecine* : « Qu'on devrait défendre l'emploi de la saignée dans la pratique militaire. »

C'est faute d'avoir méconnu les lois de la nature vivante, que les partisans d'un organicisme exclusif, les adorateurs de la matière et de la mort ont rabaissé la science, faussé les principes de l'art, et, sans le vouloir, encouragé ou déchaîné la plupart des systèmes fallacieux qui ont envahi la médecine. C'est sur les guérisons que tous les empiriques bâtissent l'édifice de leur fortune ; au lieu d'en contester la réalité, pourquoi ne pas en signaler les véritables causes ? Pour nous, mû par le seul intérêt de la vérité, nous nous sommes fait une loi d'expérimenter en silence, de contrôler avec bonne foi, sans jamais perdre de vue le salut des malades, tous les remèdes nouveaux, toutes les nouvelles doctrines médicales; et si nous avons reconnu que l'imposture est plus rare qu'on ne croit, il nous a paru évident que l'ignorance des causes de la guérison dans les maladies fébriles, a encouragé les plus faux systèmes et jeté la perturbation parmi les savants. Examinées à ce point de vue, les doctrines médicales, solidisme, humorisme, iatro-mécanisme, iatro-chimisme, organicisme, vitalisme, fournissent une interprétation plus ou moins plausible des phénomènes vitaux, et peuvent rester un éternel aliment de discussion; mais veulent-elles s'imposer à la thérapeutique et chercher des preuves dans l'effet des médications instituées d'après leurs principes, elles tombent dans des erreurs dangereuses et arrivent aux plus fausses conséquences. Oui, non seulement Boerhaave, Van Helmont, Stahl, Barthez, Rasori, Brown, Pinel, Broussais, guérissent..... tous en vertu de la résistance vitale de l'organisme et de la force médicatrice, mais encore nous avons été témoin de la vogue du vomi-purgatif Leroy, de la *médecine naturelle* Béneck, ainsi que du triomphe passager des médecins de toute couleur. En présence de quelques guérisons que la nature provoque malgré les remèdes, l'audace d'un charlatan peut surprendre un moment l'opinion, puis la crédulité des malades fait le reste.

Appliquons ces principes à l'homœpathie, contre laquelle nous sommes exposés à nous heurter à chaque pas dans la pratique. Avant tout, ne craignons pas d'avouer que nous différons sur un point essentiel avec quelques-uns de nos confrères : nous estimons que la plupart des homœopathes se trompent de bonne foi; Hahnemann, comme tous les chefs de secte, était fanatique de conviction. Parmi les médecins étrangers et français de son École, nous pourrions en citer quelques-uns dont la probité scientifique est au-dessus de tout soupçon. Quelques années avant sa mort, Hufeland lui-même, le patriarche de la médecine allemande, témoin de guérisons qu'il ne s'expliquait pas, avouait sa croyance à l'homœopathie; tout médecin peut tomber dans la même erreur, en attribuant à la vertu de remèdes illusoires les phénomènes spontanés de l'économie vivante. Il serait inutile de se livrer à la réfutation d'une doctrine qui a été entreprise avec tant de succès et d'autorité par Béhier et M. Gallard. L'homœopathie s'appuie sur des principes qui ne soutiennent pas la discussion. L'un des premiers qui fait dépendre toutes les maladies chroniques de la psore, de la syphilis et de la sycose, n'est basé que sur une supposition gratuite de l'esprit; aucun fait ne le justifie, l'expérience le dément, le raisonnement le repousse. On sait aujourd'hui que la psore ou la gale est une maladie parasitaire que l'on détruit sûrement et sur place par des moyens externes, sans retentissement sur l'organisme. La plupart des personnes atteintes de maladies chroniques, scrofule, dartres, phthisie, cancer, goutte, n'ont jamais eu la gale, et un très grand nombre d'anciens galeux n'ont aucune des affections dont Hahnemann fait l'apanage inévitable de la psore.

L'axiome fondamental de l'homœopathie est celui-ci :

Similia similibus curantur; ou, en d'autres termes, les médicaments ne guérissent que par la propriété que Hahnemann leur attribue de produire sur l'homme sain les symptômes d'une maladie artificielle semblables à ceux qu'ils guérissent. Ce principe est loin d'être nouveau; mais il était complètement délaissé, quand il suffit d'une seule expérience mal interprétée pour engager Hahnemann à le relever. Esprit généralisateur et mystique, il s'efforçait de remonter à la cause première et de rechercher pourquoi les médicaments guérissent. Atteint d'un mouvement de fièvre intermittente après avoir pris une dose de quinquina, il conclut de cette coïncidence qu'il devait toujours en être ainsi, et que les autres remèdes devaient guérir à cause de propriétés analogues. Le principe et le fait invoqués par Hahnemann sont complètement erronnés. Nous avons pris sous forme homœopathique ou autrement, nous avons administré des milliers de fois le quinquina; un grand nombre de médecins ont fait comme nous, et jamais nous n'avons observé le moindre mouvement fébrile. Administrés de même, l'arsenic, le pétrole, le phosphore, la silice, la noix vomique, ne produisent aucun symptôme des maladies contre lesquelles l'homœopathie les préconise. On doit se demander, toutefois, par suite de quelle illusion un certain nombre d'hommes graves et souvent instruits ont pu, en expérimentant les remèdes homœopathiques, annoncer qu'ils avaient éprouvé cette longue série de symptômes qu'on trouve relatés dans leur matière médicale. L'erreur de ces expérimentations est tellement grossière, que l'on doit être surpris qu'elles aient pu faire des dupes. En effet, que, après avoir pris une substance quelconque, ou même sans avoir rien pris, quelques personnes s'écoutent vivre, étudient la marée de leurs sensations journalières et en tiennent note, n'est-il pas évident qu'on obtiendra une longue liste de symptômes qui se manifestent chez tout le monde à l'état physiologique, mais sans liaison avec le médicament expérimenté, tels que : insomnie, sommeil troublé par des rêves effrayants, pesanteur de tête au réveil, bouche pâteuse, chaleur au visage, démangeaison, douleurs rhumatismales, etc., etc. ? Il résulte de cet ensemble d'expériences, auxquelles ne préside aucun esprit philosophique, une matière médicale informe où les symptômes les plus contradictoires sont à côté les uns des autres, où se trouvent d'ailleurs les plus fastidieuses et les plus ridicules annotations.

Nous ne parlons pas de la posologie. Quelle est la superstition assez aveugle pour croire qu'arrivée à la trentième dilution, il reste quelque chose de la substance employée ? Est-ce qu'une goutte puisée dans le grand Océan, à laquelle le flux et le reflux impriment des secousses journalières, est douée des propriétés que Hahnemann attribue au *natrum muriaticum ?* Eh bien, pour diluer cinq centigrammes de sel de cuisine, il faudrait une masse d'eau plusieurs millions de fois supérieure à celle de l'Océan.

Quoique l'axiome *similia similibus* soit erronné, on pouvait encore le soutenir à l'aide de quelques subtilités, comme tant d'autres doctrines ou systèmes qui ne sont pas plus justes; si, partant de ce principe, l'homœopathie eût administré certains remèdes énergiques, non à la trentième dilution, chimère irréalisable, mais à la dose de quelques centigrammes ou d'un milligramme, comme nous le faisons tous les jours ; si elle eût annoncé qu'elle s'attachait, dans ses expérimentations personnelles, à l'étude des médicaments et de leur action intime, et qu'elle avait la prétention de ne les employer qu'à titre de spécifiques, elle avait une place à prendre dans la médecine contemporaine; mais cette bonne fortune a manqué à Hahnemann.

Battue en brèche dans ses principes fondamentaux, il reste un dernier argument à l'homœopathie : la guérison des maladies. Les fondateurs de tous les systèmes ont manifesté les mêmes prétentions, et publié le récit des cures extraordinaires qu'ils avaient opérées. Mais partout où des expériences sérieuses et comparatives ont été entreprises, soit dans les hôpitaux français, soit dans les hôpitaux étrangers, par des hommes éclairés et impartiaux, on a reconnu le peu de fondement de ces prétentions. L'homœopathie n'obtient-elle aucune guérison, ou plutôt celles qu'elle revendique sont-elles des tromperies ou des illusions? Non, assurément. On sait que Teissier traita dans son service d'hôpital un certain nombre de pneumonies, et quoique Barth ait qualifié de mensonge l'annonce des succès obtenus par ce médecin, nous nous sommes renseigné auprès d'un inspecteur général de l'Assistance publique, qui, après avoir examiné consciencieusement la question, nous avoua qu'en effet, dans une période donnée, Teissier avait guéri un plus grand nombre de pneumonies que ses confrères du même hôpital. Plus tard, en 1849, 1850 et 1851 de nouveaux essais furent tentés à l'hôpital Sainte-Marguerite. 3,724 malades traités par la médecine ordinaire, fournirent 411 décès, c'est-à-dire une mortalité de 11.3 pour 100, tandis que de 4,663 malades soumis à l'homœopathie, il n'en mourut que 339, ou 8.55 pour 100, 3 pour 100 de moins qu'avec la médecine ordinaire. La conclusion à tirer de ces faits, auxquels on peut opposer un grand nombre de résultats contraires, est très simple : la médication homœopathique étant complètement nulle, les malades confiés à Teissier ont été traités par l'expectation dont nous avons vu les effets favorables signalés par MM. Bennet, Skoda et Barthez. Sans rien prouver en faveur de l'homœopathie, ces exemples montrent que, dans certains cas faciles à déterminer, l'abstention, le régime et l'effet moral l'emportent sur la médecine agissante. Si on voulait l'employer dans le croup, les fièvres intermittentes, la pustule maligne, le choléra, la fièvre jaune, ainsi que dans les maladies chroniques graves, ce serait vouer les malades à une mort à peu près certaine; le médecin assumerait sur lui une grave responsabilité.

Le 1er juillet 1865, une discussion animée s'éleva sur des pétitions relatives à l'homœopathie, non à l'Académie de médecine, non à l'Académie des sciences, mais au Sénat. Dans l'une d'elles, un très grand nombre de pétitionnaires demandaient au gouvernement de faire entrer l'homœopathie dans la pratique hospitalière. Ceux qui, à la tribune, appuyèrent la pétition, ne pouvaient manquer d'égayer la haute assemblée avec les plaisanteries de Molière contre les médecins, avec les critiques des médecins eux-mêmes envers la matière médicale. Ils firent valoir le nombre des adhérents de l'homœopathie qu'ils évaluèrent à plus d'un dixième de la population, et révélèrent ce fait curieux qui ne fut pas contesté, c'est que, dans le Sénat composé avec ses cardinaux, ses maréchaux et ses amiraux, de 165 membres, il y en avait de 20 à 25 qui se confiaient eux et leurs familles à l'homœopathie. Enfin, ils s'appuyèrent sur l'exemple de l'Allemagne qui avait 600 médecins et 10 hôpitaux homœopathiques, de l'Angleterre qui en avait à peu près un nombre égal, des États-Unis qui comptaient 1,200 médecins, 4 hôpitaux et 2 écoles homœopathiques, etc., etc. M. Dumas, secrétaire perpétuel de l'Académie des sciences, avec l'autorité de la science et de la raison, le procureur général Dupin avec ce bon sens inaltérable que nous lui avons connu, réfutèrent tous les arguments des homœopathes, mirent les rieurs de leur côté et firent prononcer l'ordre du jour.

Ainsi, nous le déclarons avec conviction et après l'avoir expérimentée avec beaucoup de suite, l'homœopathie, avec ses doses infinitésimales, n'est pas moins chimérique que l'alchimie et l'astrologie. Cependant, quoique repoussée par le bon sens, elle conservera toujours quelques adeptes de plus en plus rares. C'est en médecine surtout qu'il existe des erreurs dont il sera toujours impossible de démontrer absolument la fausseté. Tout ce qui est étrange et nouveau, tout ce qui fait du bruit, a de l'attrait pour les cœurs blasés et vides. L'esprit nourri de fables dans l'enfance, poursuit encore le merveilleux dans l'âge mûr, et conserve même des illusions dans la vieillesse. Il y a une sorte de chlorose de l'imagination qui fait aimer le récit des naufrages, des crimes, des orgies, des supplices, comme aussi la recherche de remèdes extraordinaires. D'ailleurs la superstition est la seule maladie de l'âme qui ne guérit jamais.

C'est faute d'avoir connu les ressources de la nature, et les effets du pouvoir moral, de la confiance, de l'imagination sur la plupart des malades, que sont nées, que se sont accréditées tant de croyances et de superstitions qui déshonorent l'esprit humain. L'homme et les opérations mystérieuses de l'économie deviennent des sujets de tromperie et de séduction inépuisables; toutes les doctrines nouvelles ont la prétention d'être la vérité et de mieux guérir que les précédentes; toutes ont des preuves, toutes des sectaires, toutes des victimes, toutes sont tombées. L'histoire du merveilleux et des sciences occultes fournirait plusieurs documents curieux à l'appui de notre thèse. On en trouverait principalement dans les opinions mystiques et les pratiques dites magnétiques de Pierre d'Abano, de Pomponace, d'Arnaud de Villeneuve, du P. Kircher, etc. Ces savants célèbres à titres divers, ayant remarqué plusieurs faits extraordinaires produits par la confiance et l'imagination des malades, ne trouvèrent d'autre explication plausible que l'action des astres sur notre monde sublunaire et l'influence de l'homme sur l'homme, à l'aide d'un fluide universel dont on peut se rendre maître et qu'on dirige par la force de la volonté. Un grand nombre de guérisons et de phénomènes singuliers, dus à l'action morale, furent attribués soit à des influences directes, soit à des intermédiaires, tels que les talismans et la poudre de sympathie, soit enfin aux démons. On réhabilita une foule de remèdes absurdes ou ridicules, qui guérissaient cependant, comme guérissent les pratiques superstitieuses et tous les faux systèmes. On peut expliquer ainsi les prétentions et la vogue des enthousiastes célèbres ou jongleurs habiles, Paracelse, J. Wier, Laurent Joubert, Coclénius, Ruland, Michel Toxites, Burgrave surtout, qui imagnina la lampe sympathique, ou lampe de vie et de mort. De quelques erreurs qu'elle fût entachée, l'invasion de la doctrine du magnétisme, à laquelle Van Helmont prêta l'autorité de son génie, de sa science et de sa probité, eut cet avantage néanmoins, de faire attribuer à des causes naturelles quelques phénomènes physiologiques et des faits thérapeutiques qu'on avait jusqu'alors rapportés aux démons, et de subtituer aux opérations magiques celles de la chimie et de la physiologie.

On doit à l'imagination mise en jeu par les fanatiques ignorants, ou à une crédulité superstitieuse, les succès attribués à certains remèdes ou à certaines pratiques qui sont en honneur non seulement chez les peuples barbares, mais encore dans des pays civilisés. Les vieilles pharmacopées indiquent comme fébrifuge la toile d'araignée, dont Récamier faisait un fréquent usage. Un journal de Lahore, *The indian Lancet*, contient un mémoire de James Donaldson sur ce singulier fébrifuge qui réussit, assure-t-on, dans des cas rebelles au quinquina. James Mac-Gregor l'emploie avec succès, dans l'Inde occidentale, sous forme de pilules de quinze centigrammes qu'on prend de demi-heure en demi-heure, à la dose de cinq ou de six. Dans quelques pays, c'est l'araignée enveloppée de sa toile, qui est ingérée vivante, contre les fièvres intermittentes les plus rebelles.

Dans l'Inde, les maladies graves, la dyssenterie, le choléra, les fièvres, sont attribués à des esprits malfaisants; le traitement consiste dans des évocations, des conjurations avec des prières et le bruit des instruments dont les brahmines ont la direction. Le médecin, relégué dans une des castes inférieures, n'intervient qu'après ces pratiques, regardées comme essentielles; les Indiens ont horreur du sang. Les peuplades de la haute Asie ont pour médecins les lamas, qui sont étrangers à toute notion d'anatomie humaine; la physiologie, fondement de la pathologie, ne leur est pas moins inconnue. L'exploration des organes consiste en une cérémonie ridicule. Comme dans l'Inde, toute maladie est attribuée à un démon, qui doit être chassé par des exorcismes et par des remèdes auxquels se rattache quelque croyance superstitieuse. La matière médicale se compose de simples recueillis en grande cérémonie, et qui ont surtout de la réputation et de la valeur selon la main qui les a cueillis. Les nouvelles pousses du bois des cerfs jouent un grand rôle dans la médecine tartare et se vendent jusqu'à 10 onces d'argent. Nous avons indiqué les maladies qui guérissent avec tous les remèdes; au Thibet comme ailleurs, la nature est un grand médecin. Mais que des maladies sérieuses ou de graves épidémies éclatent, la mort ne rencontre aucun obstacle. La vaccine y étant inconnue, la variole fait d'affreux ravages dans la haute

Asie. On trouve des pratiques plus ou moins analogues au Japon, en Chine, ainsi que chez les peuplades sauvages de l'Afrique, de l'Amérique et de l'Océanie. Le régime, quelques actes superstitieux, un petit nombre de remèdes d'une efficacité très problématique, forment le bagage scientifique du médecin dans tout l'empire marocain.

Quel jugement faut-il porter sur la matière médicale? Bichat la considère comme un ensemble informe d'idées inexactes, d'observations souvent puériles, de moyens illusoires, de formules aussi bizarrement conçues que fastidieusement assemblées. Cullen expose à son sujet des doutes continuels; Pinel ne ménage aucun sarcasme à cette branche de la thérapeutique. Un grand nombre de vieilles recettes, parfois encore usitées, sont injustifiables devant le bon sens et une saine pratique; Sydenham avait donc raison de dire : *Ego sum medicus, non autem formularum prescriptor*. Cependant Ramazzini montre trop de sévérité en traitant de fripons et d'escrocs ces médecins polypharmaques qui, afin de se rendre agréables aux malades et aux apothicaires, ou pour paraître, en cas d'événement, n'avoir rien laissé à essayer, entassent remèdes sur remèdes sans nécessité, et ne font pas une visite sans en ordonner un nouveau [1]. Oui, cet excès est blâmable; mais quel est le médecin chari-

[1] Malouin, professeur au Jardin du roi et membre de l'Académie des sciences, était un médecin d'un grand savoir et d'un cœur excellent. Il louait beaucoup Fontenelle et Voltaire de ne s'être jamais permis une plaisanterie sur la médecine, et comme on lui objectait que Molière l'avait tournée en ridicule : *Aussi*, fit-il observer, *voyez comme il est mort*. On rapporte qu'ayant donné un grand nombre de remèdes à un homme de lettres qui les prit avec exactitude et guérit, Malouin lui dit en l'embrassant : *Vous êtes digne d'être malade*.

table qui n'a prescrit quelquefois une potion innocente, ou une plante aux vertus douteuses, comme effet moral? Essayez de parler aux malades le langage de la raison ; ils abandonneront le médecin sage pour le premier empirique qui flattera leurs goûts et leur crédulité, en leur vendant chèrement des mensonges dangereux et des espérances dont la dernière ne s'évanouit qu'à la tombe.

Nous considérons comme un indice de sottise ou d'ignorance cette manie de formuler sans cesse, et de prescrire sans nécessité une multitude de remèdes insignifiants ou contradictoires. Sydenham voulait loger toute la pharmacie dans la pomme de sa canne. Boerhaave disait quelquefois que, avec de l'eau, du vin, du vinaigre, de l'orge, du nitre, du miel, de la rhubarbe, de l'opium, du feu et une lancette, on pouvait faire toute la médecine. Praticien très entreprenant, le célèbre Bouvart traitait quelques maladies par l'expectation ; la duchesse de Chaulnes lui demandant si elle pouvait prendre l'écorce d'orme pyramidal : « *Dépêchez-vous, madame la duchesse*, lui dit Bouvart, *pendant qu'elle guérit.* » « J'affirme avec serment, dit de son côté Frédéric Hoffmann, qu'il fut un temps où je courais avec ardeur après les remèdes chimiques ; mais, avec l'âge, je reconnus que très peu de remèdes bien choisis, tirés même des choses les plus simples et les plus viles en apparence, soulagent plus promptement et plus efficacement que toutes les préparations chimiques les plus rares et les plus recherchées. » Citons enfin l'opinion du savant professeur d'hygiène de la Faculté de Paris : « J'ai consacré une partie de ma jeunesse à la thérapeutique pharmaceutique, dit

M. Bouchardat, et mon âge mûr aux recherches originales de thérapeutique hygiénique. En avançant dans la vie, les jeunes médecins verront comme moi que la pharmaceutique ne tient pas toutes ses promesses, et ils reviendront bien souvent à l'emploi sagement dirigé des modifications hygiéniques. » (*Nouveau Formulaire*, 1881, p. 509, 23e édit.)

Pline, Dioscoride, les livres des alchimistes et des Arabes contiennent une liste des substances les plus étranges, des formules les plus bizarres, des pratiques les plus scandaleuses, véritables monuments de la sottise humaine. Dans l'apoplexie, Gilbert, d'Angleterre, cherchait à provoquer la fièvre en donnant l'huile de scorpions, des œufs de fourmi, la chair de lion; il faisait boire le sang d'un jeune bouc, nourri avec des plantes aromatiques, afin de procurer l'expulsion des calculs vésicaux. Le grand insulteur des médecins, Caton, regardait le chou comme une panacée. Du temps de Celse, l'application d'une jeune hirondelle était un remède populaire dans l'angine. Un empirique du IVe siècle, Sextus Plantus, recommande de porter au cou un cœur de lièvre pour se guérir de la fièvre quarte, et de manger bouilli un chien nouveau-né, afin de se garantir des coliques pendant toute sa vie; la corne du pied de l'âne guérissait du mal caduc. La poudre de crâne humain, les larmes du cerf, les organes de foie de loup, les bézoards, dont un savant aimable, J. Cloquet, a tracé une piquante histoire, ont opéré des miracles, trouvé des prôneurs, fait des dupes et enrichi des empiriques. A cette liste, très abrégée, il faudrait joindre l'histoire de tous les arcanes, des charmes, des talismans et des opérations cabalistiques; nous pourrions citer l'exemple de l'un des plus grands personnages des temps modernes, qui se laissa persuader de porter dans la poche de son habit trois marrons d'Inde pour se guérir d'un lumbago. Périclès se mourait de la peste; ayant épuisé les remèdes des médecins, il consentit à suspendre à son cou des sachets magiques. Un philosophe vient, s'informe de son état : « *Mon ami*, répondit ce grand homme en montrant l'amulette, *je suis bien mal, puisqu'on n'a plus recours qu'à ces sottises-là.* »

Nous dirons quelques mots seulement du charlatanisme. On rapporte qu'un jour le célèbre Mead, traversant la Tamise sur London-Bridge, rencontra un de ses anciens camarades de collège revêtu d'oripeaux : « *Comment*, s'écria Mead, *toi que j'ai connu l'un des plus instruits et des plus honnêtes parmi nos condisciples, as-tu pu descendre jusqu'à un tel métier?* » « Trêve de belles paroles, mon cher Mead, répliqua le marchand d'orviétan, et réponds seulement à deux simples questions : Combien penses-tu qu'en une journée, il puisse passer de gens d'esprit sur ce pont? » « *Un très petit nombre sans doute*, répondit Mead, *l'esprit est si rare!* « Et combien estimes-tu qu'il y passe de sots, ajouta le charlatan? » « *Oh! de ceux-là*, dit Mead, *le nombre est incalculable; il en doit passer par milliers.* » « Eh bien! dit le vendeur de drogues, les gens d'esprit forment ta clientèle; les sots forment la mienne. » Rien n'est plus juste. Certaines natures peu délicates, rebutées par les obstacles de toute profession honnête et impatientes du succès, se laissent facilement entraîner vers le charlatanisme, cette hypocrisie de la science et du mérite. Si l'on voulait esquisser l'histoire du charlatanisme, tant ancien que moderne, quelques pages ne suffiraient pas. Chaque siècle a produit des charlatans de vertu, de science, de philosophie, de courage, de désintéressement. Suétone signale particulièrement les faux stoïciens qui s'attachaient aux riches pour recueillir les miettes de leurs festins. Aristophane se raille d'Édamus qui vendait des bagues pour préserver de la morsure des serpents. Phèdre, Cicéron, Plaute et Térence signalent particulièrement au mépris les vendeurs de drogues sur les places publiques. Ménage fait dériver le mot charlatan de *circumlatanus*, par corruption de *circulator;* car ces industriels couraient de ville en ville pour faire des dupes et débiter leurs arcanes. Nous conviendrons volontiers que le masque emprunté le plus ordinairement par ces imposteurs est celui de médecin. Le bien le plus cher à l'homme, c'est la vie; excitée par le désir de la conserver, la crédulité publique est une mine inépuisable. Que d'efforts pour l'entretenir, la prolonger, la retenir encore, après l'avoir dissipée follement comme l'enfant prodigue qui consume, en quelques jours, les joies et les trésors de plusieurs années! Combien nous voyons de dupes et d'insensés courir après cette mystérieuse fontaine que nul n'a pu atteindre, mais que l'on poursuit toujours sans se décourager de l'insuccès! Que le triomphe du charlatan cesse de nous surprendre; on croit celui qui nous jette l'hameçon doré d'une fausse espérance, et l'on délaisse souvent le médecin instruit et consciencieux, pour risquer ce que l'on possède de santé à une loterie toujours décevante.

A défaut de science et de moralité, les charlatans possèdent au plus haut degré le génie de l'invention et prennent tous les masques. Un écrivain, voulant entreprendre leur histoire, proposait de les ranger en groupes réguliers, à l'instar des familles végétales dans la nomenclature de Linné. Toutefois, dans sa dissertation inaugurale, intitulée : *Essai sur le Charlatanisme* (1812), Rostan croit pouvoir renfermer les charlatans dans trois classes distinctes ; éclairé par l'expérience, le savant professeur n'aurait-il pas jugé à propos d'en adopter un plus grand nombre? Quoi qu'il en soit, Rostan permet, il prescrit même une sorte de charlatanisme, celui qui consiste à tromper le malade, à jeter quelques fleurs sur le chemin qui conduit à la tombe, à lui cacher enfin cette heure suprême devant laquelle tremblent quelquefois les plus fiers courages. Ces charitables mensonges ne nous paraissent pas seulement autorisés, l'humanité même en fait un devoir. Quelques médecins enfin emploient les pilules purgatives de mie de pain, inventées par Tronchin, et la robe de chambre de Montaigne ou tout autre moyen analogue pour dissiper certains enchantements.

Nous ne désirons pas qu'à l'exemple du calife Aaroun-al-Raschild on punisse de mort les charlatans, mais on a le droit de demander à la société de se protéger elle-même, en réprimant efficacement l'exercice illégal de la médecine, en prohibant la vente souvent frauduleuse des remèdes secrets. Les médecins puniront assez les charlatans, en refusant leur estime à ceux qui manquent à la dignité de la profession, à ceux qui la prostituent par des annonces scandaleuses sur les murs et les places publiques. Dans le *serment*, dans la *loi*, Hippocrate recommande aux médecins des mœurs pures, la discrétion, l'affabilité, la réserve, une tendre commisération envers les malades, le soin d'éviter tout ce qui peut leur être nuisible. Il jette le ridicule et le blâme sur les charlatans qui cherchent, par des pratiques extraordinaires, bien plus à captiver la foule qu'à guérir les malades. « Quand il existe plusieurs procédés, dit ce grand homme en s'adressant aux chirurgiens, il faut choisir celui qui fait le moins d'étalage; quiconque ne prétend pas éblouir les yeux du vulgaire par un vain appareil, sentira que telle doit être la conduite d'un homme d'honneur et d'un véritable médecin. » Ces préceptes s'appliquent non seulement au temps d'Hippocrate, mais encore à tous les autres siècles, au nôtre même. Citons deux exemples : Asclépiade n'était certainement pas sans mérite, puisqu'il fut l'ami de Cicéron et de Pompée; mais ne doit-on pas attribuer sa vogue et son immense fortune à une habileté charlatanesque plutôt qu'à une véritable science? Il s'attacha particulièrement à flatter le goût de ses riches clients et proscrivit presque tous les remèdes et surtout les remèdes rebutants. Il les réduisit à cinq principaux : 1° les frictions; 2° la promenade; 3° la gestation; 4° l'abstinence du vin dans certains cas; 5° celle des viandes dans quelques autres. On comprend pourquoi, avec sa conduite de charlatan délicat, il professait une médiocre estime pour le vieillard de Cos ; on s'explique moins pourquoi il appelait la médecine d'Hippocrate *une méditation sur la mort.*

Quel est le médecin soucieux de sa dignité qui oserait mettre en pratique les hardiesses du célèbre Portal, figure originale que n'ont pu oublier ceux qui l'ont vue une seule fois. Arrivé à Paris, ignoré et ayant eu cependant le bonheur de faire la connaissance de Buffon et de Franklin, il demanda à une habileté risquée et à des procédés inavouables, une réputation qu'il devait sceller par des travaux qui lui ouvrirent les portes de l'Académie des sciences en 1769, et plus tard par la création de l'Académie de médecine [1].

Ce serait peut-être le lieu de définir le remède; mais comment y parvenir sans considérer la nature et surtout les causes de la maladie? La connaissance des causes domine la thérapeutique. Celse a-t-il réussi dans cette définition? « *Tout remède*, dit cet écrivain, *a pour but de retrancher ou d'ajouter, d'attirer ou de réprimer, de rafraîchir ou d'échauffer, d'affermir ou de relâcher.* » Quoique longue, cette énumération est insuffisante, et l'on

[1] Entre les moyens mis en usage par Portal, et qu'il racontait lui-même en riant, en voici un que rapportait Pariset avec sa mimique expressive. Il accompagnait un jour son maître chez un grand personnage dyspepsique, qui, après plusieurs jours de diète, demanda quelque nourriture à son médecin, qui l'accorda. L'essai fut très malheureux, et le malade parla de renoncer à tout traitement. Portal, d'un air méditatif, tâte son pouls : « *Monseigneur*, lui dit-il, *vous avez mangé un œuf à la coque.* — Quoi! vous voyez cela à mon pouls? reprit le malade. — Sans doute, dit Portal. L'œuf contient du soufre, du phosphore, une matière albumineuse que le suc gastrique ne dissout pas. Une tisane de camomille romaine et la poudre d'yeux d'écrevisse vous guériront. » Le plus stupéfait n'était pas le malade, dont la confiance fut raffermie : c'était Pariset. Arrivé dans le vestibule de l'hôtel : « Grand homme, dit-il à Portal, je me jette à vos pieds, vous avez su reconnaître au pouls d'un malade qu'il avait mangé un œuf à la coque. — *Imbécile*, reprit Portal, *il avait du jaune sur sa chemise.* »

devrait ajouter que le remède affaiblit ou fortifie, expulse du corps un principe nuisible ou introduit dans l'économie des substances utiles, rétablit l'équilibre fonctionnel ou combat un vice. Mais une telle énumération de propriétés serait encore défectueuse ; elle ne serait d'ailleurs basée sur aucune vue philosophique, sur aucune doctrine, et conduirait à l'empirisme. Aux définitions de plusieurs auteurs, nous préférons comme plus satisfaisante et plus rationnelle celle de Bouillaud : ainsi que ce professeur le fait parfaitement observer, tout agent thérapeutique interne, abstraction faite des moyens moraux, ne modifie l'organisme qu'en vertu de ses propriétés chimiques, physiques ou dynamiques. Cette définition n'implique aucune doctrine absolue; prétendre davantage, c'est faire acte de systématique et marcher dans le vide. Ceux, par exemple, qui regardent toutes les manifestations de la vie comme une suite de réactions chimiques, ont une thérapeutique toute tracée d'avance; mais la médecine d'observation n'accepte pas de prétentions exclusives. On peut se demander si c'est le remède qui guérit directement, ou bien l'organisme impressionné par la vertu du remède? Nous pensons que c'est tantôt l'un, tantôt l'autre, et souvent les deux réunis. Mais, en dernière analyse, tout remède est un modificateur des actes vitaux.

On ne peut comprendre l'action des spécifiques autrement que celle des autres remèdes. *C'est par toute la substance qu'ils agissent*, dit Galien. L'expérience a consacré par des faits bien observés la vertu de certains médicaments, tels que l'opium, la belladone, le calomel, le quinquina, le tartre stibié, l'ipéca, la digitale, etc. Quelques-uns de ces remèdes sont presque spécifiques, c'est-à-dire qu'ils sont doués d'une vertu spéciale dans certains cas où d'autres substances seraient inefficaces. On peut assurer que, quand la maladie n'est pas au-dessus des ressources naturelles, appliqués avec justesse, ils ne trompent jamais l'espoir du médecin. Ainsi, le vaccin prévient l'éruption variolique; le quinquina est souverain dans l'intoxication paludéenne; l'iodure de potassium, dans les accidents tertiaires de la syphilis; l'opium et ses dérivés, dans les névralgies; l'extrait de fougère mâle et la racine de grenadier, dans le tœnia; les eaux de Barèges, dans les blessures par armes à feu. On doit regretter que le nombre des spécifiques ne soit pas plus considérable; nous pensons qu'on en découvrira de nouveaux et qu'il en existe autant que de maladies spécifiques. La plupart de celles qu'ils guérissent sont de véritables empoisonnements; comment qualifier autrement le virus variolique, l'intoxication paludéenne, l'infection syphilitique?

On doit sans doute encourager les recherches de nouveaux spécifiques; mais quand il s'agit de maladies diathésiques, telles que les dartres, la scrofule, le cancer, la phthisie, le goître, la goutte, il nous paraît plus sage d'instituer des méthodes rationnelles de traitement qui raniment les forces, activent les fonctions, détruisent les vices, combattent les dégénérescences, expulsent de l'économie les éléments impropres à la vie, en un mot, qui entretiennent et favorisent la rénovation organique et l'énergie vitale. Il y a d'ailleurs un certain nombre de remèdes, tels que l'aconit, la ciguë, la valériane, la noix vomique, l'huile de foie morue, l'iode, le kermès, l'éther, l'ammoniaque, l'acide arsénieux, la rhubarbe, le chlorate de potasse, qui, sans être de véritables spécifiques, produisent cependant, entre les mains des praticiens sages et hardis, les effets les plus salutaires, et sont doués de l'action la plus précise. Toutefois pour quelques observateurs rigoureux, il n'y a que deux véritables spécifiques : le vaccin et le quinquina ou le sulfate de quinine. Aussi proposons-nous de définir le spécifique tout remède qui à lui seul guérit une maladie, nous réserverons le nom de remèdes spéciaux à ceux qui n'agissent que sur un symptôme.

L'observation et l'expérience ont révélé les propriétés des médicaments; mais on a vu à quelles humiliantes aberrations a pu conduire un aveugle empirisme en thérapeutique. Aussi, toute méthode qui n'allie pas le raisonnement à l'expérience est-elle incomplète et dangereuse. Nous convenons, avec les empiriques, que le hasard nous a procuré la connaissance de la scille, du café, de l'opium, de la ciguë, du quinquina et de plusieurs autres substances; mais leur application, réellement utile, est le fruit du raisonnement. Depuis les temps les plus reculés, la médecine et, par conséquent, la thérapeuthique, flottent entre le dogmatisme et l'empirisme, l'un dominé par la raison, l'autre par les sens; le premier par les principes, le second par les faits; celui-là étudiant les phénomènes comme le développement des idées et d'une conception scientifique, celui-ci regardant la sensation comme l'origine et la base solide de nos connaissances. Cependant quelque exclusif qu'on le suppose, le dogmatisme ne néglige jamais les leçons de l'expérience, et si, pour lui, la vérité morale est indépendante de tout concept extérieur, il sait que les sciences physiques reposent sur l'observation des phénomènes dont l'esprit d'induction tire des lois et forme des principes. Dans le but louable d'introduire l'exactitude dans la science, un empirisme éclairé la fait consister dans la collection des faits bien observés, dont les principes se dégagent par un enchaînement nécessaire. L'une et l'autre méthode ont compté des médecins éminents; mais, par une pente irrésistible, l'empirisme conduit le plus grand nombre de ses adhérents au scepticisme, à la négation de la science et de l'art. Aussi ne doit-on pas être surpris de voir un médecin longtemps recteur d'une Académie où l'on conserve religieusement la tradition des doctrines hippocratiques (Donné), écrire à l'un de ses amis que, restant toujours attaché aux grands faits acquis et formant la base inébranlable de la médecine, un grain de scepticisme se mêlait à leurs opinions d'autrefois, et qu'ils s'étaient plus souvent repentis de ce qu'ils avaient fait que de ce qu'ils n'avaient pas fait.

L'examen des doctrines qui ont agité la science a une grande importance dans les écrits; mais, au lit du malade, le médecin n'est ni dogmatique, ni empirique, ni solidiste, ni humoriste, ni vitaliste; les systèmes disparaissent; il a devant lui un problème très compliqué qui appelle toutes les forces de son intelligence, un problème d'où sortira la vie ou la mort du malade. *Multa sunt in praxi quæ nec dici, nex scribi possunt*. Il ne faut point un médiocre talent, ni un jugement superficiel pour ne pas se laisser aveugler par de fausses apparences, pour ne pas prendre l'ombre pour la réalité, des préjugés, des opinions régnantes pour base de la pratique médicale. Lorsque nous voyons tant de maladies guérir sans aucun traitement, on se demande dans quelles circonstances on doit recourir à une thérapeutique active, pour quelles autres il faut se renfermer dans une sage expectation ; là est la difficulté, là se manifeste non seulement la science, mais surtout le tact du praticien. Ainsi que Barthez l'expose avec raison, une prudente réserve est indiquée dans les maladies où la nature a une tendance manifeste à affecter une marche réglée et salutaire; *magni momenti est non nocere,* dit Stoll. Dans les fièvres éruptives, dans plusieurs maladies fèbriles, une thérapeuthique turbulente et perturbatrice peut jeter le désordre dans l'organisme, troubler les crises, empêcher une solution et ajouter le mal du remède à la maladie naturelle. Mais quand la vie est sérieusement menacée, il vaut mieux agir que s'abstenir, même en l'absence ou dans l'obscurité d'une indication. *Melius anceps quam nullum* est le précepte de tous les hommes judicieux.

C'est à la résistance vitale de l'organisme, avons-nous fait observer, c'est à la nature conservatrice et médicatrice qu'on doit attribuer la plupart des guérisons dans les maladies fébriles ; par conséquent, à toutes les théories préconçues, il faut préférer une médecine rationnelle qui sache au besoin agir ou s'abtenir, seconder des crises salutaires ou combattre des désordres menaçants. En conseillant une sage expectation, nous sommes loin de préconiser une médecine d'abstention. D'ailleurs, si une maladie aiguë tend à guérir, les affections chroniques tendent à détruire. Nous ne nions pas dans celles-ci les efforts de la nature médicatrice; mais l'expérience prouve qu'ils sont impuissants si l'art ne les seconde. Il n'y a point de maladies absolument incurables; quel est celui de nous qui n'en a guéri quelques-unes réputées telles? Traités avec énergie, la scrofule, le cancer, la phthisie, la diphtérie, les formes les plus graves des affections cutanées, peuvent être guéris par les ressources combinées du régime et de la thérapeutique; on ne doit pas désespérer de trouver le remède de la rage. Nous sommes du nombre de ces croyants qui ne doutent ni des ressources de la nature, ni de la puissance de l'art; si la crédulité fait les sots, le scepticisme engendre des impuissants, et désarme devant un ennemi qu'avec la confiance on aurait pu vaincre. N'a-t-on pas vu d'ailleurs dans les cas les plus désespérés, un Boerhaave, un Récamier, un Dupuytren, intervenir avec hardiesse et rappeler à la vie un malade qui avait déjà un pied dans la tombe? Dans ces maladies souvent, il est vrai, funestes, le médecin prononce trop légèrement une sentence mortelle, revisée parfois par l'événement au profit du charlatanisme sans pudeur et au détriment de la santé publique. Les succès des empiriques ont ce danger : d'égarer l'opinion, de fausser le raisonnement, de faire croire à une méthode curative imaginaire et de fonder des réputations scandaleuses.

Qui doute enfin des ressources, pour ainsi dire inépuisables de l'hygiène et de l'efficacité du pouvoir moral, pour guérir quelques maladies réfractaires aux traitements les plus énergiques? C'est initié aux lois de la physiologie, éclairé par l'expérience, guidé par le raisonnement, c'est en s'affranchissant de préjugés ridicules en thérapeutique, en scrutant avec sagacité la propriété des substances médicamenteuses et des divers agents météorologiques, que le médecin pourra se dire le ministre de la nature, comme *la nature est le médecin des maladies*. (Hipp., *Épid.*, liv. IV.)

A Dieu ne plaise que, dans les critiques précédentes, on ait pu voir une ombre de scepticisme à l'égard de la médecine en général. J'avoue que j'ai une très médiocre estime, j'aurais même un souverain mépris pour les médecins qui à l'exemple de Sextus empiricus, d'Agrippa et de Sanchez, pratiqueraient la médecine sans y croire. Notre art n'est point une ressource industrielle et d'ailleurs aucune considération, la misère même, ne saurait autoriser le mensonge, l'astuce et le charlatanisme. Combattre les fables et les mensonges, démontrer l'absurdité de certaines pratiques, ce n'est pas faire œuvre de pyrrhonisme. Après avoir consacré soixante années de notre vie à l'étude et à la pratique d'une science difficile et assiégée de soucis et de responsabilités, nous n'avons sans doute pas la prétention d'exposer une méthode ou un système spécial. Nous désirons, cependant après tant d'autres, prouver, non par des raisonnements, mais par des faits, quel est le meilleur traitement des maladies, quel est celui que je recommande, quelles sont les erreurs que le praticien doit éviter et quels services on peut rendre à ses semblables par de bons conseils hygiéniques. Les grands cliniciens ont peut-être seuls le droit d'entreprendre cette tâche. Je ne nomme pas ceux qui l'ont remplie avec honneur et gloire, de peur qu'on ne m'impute la prétention, même éloignée, de me comparer à eux. C'est dans les hôpitaux que se sont formés ces grands cliniciens. C'est après une pratique de plusieurs années, qu'ils ont composé les livres qui sont aujourd'hui les guides des jeunes générations.

Les traités modernes présentent cette différence avec les anciens que les méthodes curatives sont surtout appuyées sur de nombreuses observations et par conséquent sur la statistique, dont quoi qu'en disent ses détracteurs, et Trousseau en particulier, tout le monde se sert aujourd'hui. Une statistique intelligente et de bonne foi n'est véritablement que la méthode d'observation, rendue plus exacte et plus rigoureuse par le nombre des preuves et des faits. Que pourrai-je ajouter aux observations ou aux statistiques d'Andral, de Bouillaud, de Chomel, de Laennec, de Louis, de Pinel, de Récamier, de Graves et de quelques autres modernes. Je ne juge pas ici l'esprit créateur; mais je ne serai pas démenti en disant que, sous le rapport de l'art de guérir, et de traiter une maladie donnée, ces éminents praticiens dont nous avons suivi les leçons et médité les ouvrages, ont été comparables, sinon supérieurs, aux plus grands médecins des siècles qui nous ont précédé, sans en excepter Hippocrate, Galien, Arétée, Sydenham, Boerhaave, Frédéric Hoffmann, Stahl, etc. On peut dire de ces praticiens célèbres et de leurs élèves qu'ils ont fondé ou du moins perfectionné la clinique; ils nous ont appris à guérir un plus grand nombre de maladies qu'autrefois. Depuis la mort de ces cliniciens remarquables, personne n'a eu la prétention de les surpasser, quoique la science de détail et d'observation reste toujours ouverte et soit en voie de progrès continu et de perfectionnements particuliers.

En dehors d'un service d'hôpital, comment oser écrire sur la médecine pratique, quand on dédaigne le rôle de compilateur? Quel élément nouveau un simple praticien peut-il ajouter à l'édifice scientifique? Cependant praticien assez répandu pendant cinquante-cinq années et, pendant les dix dernières, médecin en chef de la plus célèbre Maison d'éducation du monde entier, j'ai beaucoup vu et soigneusement observé. Je puis enfin comparer ma pratique médicale à celle de mes savants prédécesseurs et laisser aux juges compétents le soin d'apprécier. Je comparerai donc une période à une autre, les conditions étant rigoureusement pareilles, aucun changement n'ayant été apporté dans l'organisation et l'administration de cette maison célèbre, sous le rapport du régime, de l'âge et du nombre. Tout est resté pareil dans l'une comme dans l'autre période. Je puis dire que jamais comparaison ne fut plus rigoureuse et que jamais on n'a présenté une statistique pareille à celle que je viens offrir à mes confrères : c'est celle des jours de maladie pour les 600 personnes de l'établissement.

On objectera peut-être qu'il a existé, aux différentes périodes, des maladies épidémiques qui ont pu faire varier la morbidité et par conséquent la mortalité. Il n'en est rien. On verra d'ailleurs par les chiffres et les dates qu'il n'est survenu aucun événement, et qu'on ne m'a signalé aucune circonstance capables de faire changer les résultats.

Ma première visite générale, au mois d'octobre 1871, me fit constater parmi les élèves, les maîtresses et même parmi les personnes de service, un très grand nombre de constitutions débilitées, de tempéraments délicats et une telle prédominence de l'état anémique que je dus prescrire un traitement préventif, propre à combattre ces fâcheuses dispositions et la fréquence des maladies qui pouvaient en être la conséquence. Les médicaments le plus fréquemment prescrits, véritable hygiène thérapeutique, furent le vin de quinquina, l'huile de foie de morue, simple ou créosotée, les préparations ferrugineuses, le sirop antiscorbutique simple ou iodé, un mélange d'huile de foie de morue, de vin de gentiane et de sirop d'iodure de fer, les bains, les bains de barèges artificiels, quelques eaux minérales aux repas, la gymnastique. Les personnes soumises à ces prescriptions étaient si nombreuses que la moitié presque des élèves encombraient chaque matin les salles de la pharmacie, où on leur faisait prendre les médicaments ordonnés, avec un ordre si parfait, qu'en dix années il n'y eut pas une seule erreur commise. Une seule classe, celle des novices, qui est de vingt, en comptait quinze ou seize en traitement préventif. Ces élèves n'entraient pas à l'infirmerie et pouvaient ainsi continuer leurs études sans interruption. La médication préventive avait non seulement pour but de fortifier la constitution, mais encore de suppléer à ce qui pouvait paraître insuffisant dans le régime alimentaire.

Les dames qui se trouvent dans un rapport plus immédiat avec les élèves, Mme la Surintendante, Mme l'Inspectrice, les directrices de l'infirmerie et de la pharmacie, non moins que les parents, furent frappés des transformations qui s'opérèrent en peu de mois dans la constitution, l'état habituel de santé des élèves. Ces résultats furent surtout prouvés par la résistances aux épidémies du dehors et par la bénignité de celles qui se manifestèrent à l'intérieur et enfin par la diminution notable des jours d'infirmerie, quoiqu'en raison surtout du nombre des fabriques, augmentant d'année en année, et de l'agglomération de la population, la ville de Saint-Denis laisse immensément à désirer sous le rapport de la salubrité de l'air et de la propreté des rues. La Maison d'éducation est constamment restée à l'abri des épidémies de variole et de fièvres typhoïdes qui ont régné soit à l'hôpital de Saint-Denis, soit dans la ville à différentes reprises, et notamment dans l'hiver de 1880.

Les exemples de bénignité, c'est-à-dire de terminaison heureuse les plus remarquables ont été les deux épidémies de rougeole qui ont sévi à la Maison d'éducation. La première, celle des mois de juin et juillet 1875, compta 80 malades ; celle de 1880 en eut 66. On a coutume de dire : la rougeole est une maladie bénigne. Trousseau rapporte qu'il était imbu de ces idées, quand au commencement de sa brillante carrière, il perdit coup sur coup la première rougeole qu'il soigna à l'hôpital et la première qu'il traita dans sa clientèle. Consultez tous les médecins des hôpitaux d'enfants, ils enregistrent chaque semaine de nombreux décès.

Le rapport sur les maladies régnantes pendant le premier trimestre de l'année 1882, présenté à la Société médicale des hôpitaux qui nous arrive à l'instant, mentionne quelques décès pour les rougeoles traitées dans les hôpitaux d'enfants. Il en est mort 1 sur 8 cas dans le service de M. Bergeron, 3 dans celui de M. Archambault, 14 sur 30 dans celui de M. Labric. A l'hôpital Sainte-Eugénie, le service de M. Cadet de Gassicourt a présenté 8 cas de rougeole et 2 morts, celui de M. Bergeron 13 cas de rougeole et 4 morts.

Je reconnais que, malgré la violence des symptômes, ces deux épidémies n'ont eu qu'une intensité moyenne; cependant, elles ont présenté quelques cas très graves. Mlle de ***, l'une de ces jeunes élèves, atteinte d'une double pneumonie et d'un délire intense, resta pendant huit jours entre la vie et la mort; sa famille, prévenue du danger, accourut de province et ne put assez se réjouir de voir cette belle jeune fille conservée presque miraculeusement à son affection. Dans ce nombre de 146 malades, 15 restèrent sourdes et eurent besoin de l'intervention de M. Bonnafont pour recouvrer l'ouïe. Une d'elles cependant, Mlle Berthe de V..., ne la recouvra qu'à la suite des bains de Cauterets et d'un abcès qui se déclara au-dessous de l'apophyse mastoïde gauche. Le traitement fut très simple; il consista dans les tisanes diophorétiques, des potions calmantes avec esprit de Mindérérus et alcoolature d'aconit, quelques révulsifs sur la poitrine, une nourriture légère, des purgatifs dans la convalescence, les soins les plus attentifs. Enfin sur 146 rougeoles très sérieuses pas un seul décès. Des exemples de succès pareils, sont très rares dans les annales de la science.

Les malades furent très rigoureusement isolées. A tous ceux qui me demandent si cette précaution est absolument nécessaire, je cite le fait suivant : Dans l'année 184.., M. le docteur B... revint de l'île Maurice à Paris avec une grosse fortune. Il était père d'une fille de cinq ans qui n'avait pas eu la rougeole. Apprenant que la maladie régnait dans la famille de l'un de ses compatriotes, M. le docteur B... qui était un homme d'esprit, mais paradoxal, imagina de faire prendre la rougeole à sa fille, tandis qu'elle était dans l'état de santé le plus florissant. Il conduisit donc son enfant chez le compatriote, et la força, malgré sa répugnance, à toucher une autre enfant qui était en pleine rougeole. A quelques jours de là nous fûmes appelés, Andral et moi, à traiter cette jeune enfant qui avait pris son père en horreur et qui mourut le huitième jour d'une affreuse rougeole, au grand désespoir d'un père aussi imprudent.

Après la rougeole, les maladies les plus fréquentes survenues sont l'amygdalite, dont à un moment donné on comptait dix-sept cas à l'infirmerie; la bronchite, l'érysipèle de la face, les névralgies, les embarras gastriques et intestinaux, au printemps surtout, les adénites, les migraines, le rhumatisme, les fièvres éruptives diverses, quelques maladies de la peau et très souvent des constipations opiniâtres. Chaque année, nous avons eu à traiter quatre ou cinq pneumonies ou pleurésies franches et un plus grand nombre de pleurodynies. Quant au traitement, je commence par déclarer que pendant dix années, il n'a pas été pratiqué une seule saignée ni générale ni locale, pas même une application de ventouses scarifiées; je n'ai jamais prescrit ni séton, ni cautère. J'ai fait quelquefois supprimer des cautères et des vésicatoires anciens sans le moindre inconvénient. Ainsi les pneumonies et les pleurésies ont été traitées sans émissions sanguines. On appliquait ordinairement deux, trois et même quatre vésicatoires volants; on donnait des potions avec kermès et aconit, ou bien avec teinture de digitale. Aussitôt que la température et le pouls étaient en décroissance, on permettait du lait, du bouillon, quelques potages; on ajoutait quelquefois dans les potions une petite quantité d'eau-de-vie. Dans une leçon de clinique sur la pleurésie, M. Germain Sée paraît n'attacher d'importance qu'à la ponction de la poitrine. Je n'ai autorisé qu'une fois cette opération, et ce n'était pas dans un cas défavorable, la jeune fille mourut. En dix années c'est le seul décès parmi les pleurétiques de Saint-Denis. On ne perdit aucune pneumonie. Les bronchites fébriles, regardées avec raison comme des menaces de fluxion de poitrine, réclamaient quelquefois un vésicatoire, un thapsia, des sinapismes, et cédaient ordinairement à quelques jours de diète modérée, une tisane de lichen, d'érysimum ou de violette, aux pilules cynoglosse ou à tout autre narcotique, et un purgatif.

Les érysipèles de la face et de la tête sont très fréquents et se déclarent quelquefois avec une grande violence. Des applications locales d'onguent napolitain, de pommade camphrée, ou d'amidon, les vomitifs et les purgatifs en ont toujours fait justice.

Les amygdalites simples ou pultacées, avec ou sans fièvre, avec ou sans gonflement des glandes sous-maxillaires et des amygdales, deviennent toujours l'objet d'une vive préoccupation. On administrait généralement un ou deux vomitifs suivis, contrairement à l'usage, d'un purgatif, une tisane d'orge avec deux grammes de bi-carbonate de soude, et souvent le chlorate de potasse à la dose de cinq grammes, des cautérisations avec le suc de citron ou une dissolution d'alun. Ajoutons enfin que M. Le Roy des Barres n'a pratiqué qu'une seule fois l'excision des amygdales sur un très grand nombre d'hypertrophies de ces organes, que présentait ce concours de tant de jeunes filles. J'en ai guéri plusieurs par les insufflations d'alun et le sirop antiscorbutique iodé, continués pendant plusieurs mois.

Une observation très curieuse m'a beaucoup frappé : c'est le très petit nombre de maladies nerveuses et l'absence presque de symptômes hystériques dans une aussi grande agglomération de jeunes filles, à la veille de la puberté ou dans l'adolescence, tandis qu'on remarque le contraire dans la plupart des meilleures institutions, au sein même des familles, où le médecin est très discrètement appelé. Je suis persuadé que cette immunité est due à l'excellente organisation de la Maison d'éducation de la Légion d'honneur, où tous les services ont la rigueur des lois militaires et la douceur vigilante de la famille, où le sentiment du devoir sans contrainte anime tous les cœurs et d'où sortent chaque année des musiciennes de premier mérite, des peintres distinguées, des institutrices savantes et surtout d'excellentes mères de famille.

Les névralgies aiguës accidentelles ont été très rapidement dissipées par l'hydro-chlorate de morphine, le sulfate de quinine à l'intérieur, les frictions de chloroforme et de baume de Fioraventi; des névralgies invétérées ont été soulagées ou guéries par la térébenthine. Entre toutes les maladies nerveuses, la migraine est la plus fréquente, je dirai même la plus opiniâtre. De tous les remèdes, la poudre de valériane à la dose de deux, de quatre et six grammes pendant plusieurs mois m'a paru le plus efficace; le bromure de potassium et les purgatifs éloignent ou préviennent les accès. Je rapporte ici un exemple de névrose presque unique dans la science. Une jeune fille de seize ans d'une bonne constitution, très intelligente, une des meilleures élèves, se plaignit de n'avoir point uriné depuis vingt-quatre heures. Je la retins à l'infirmerie, et quoique le caractère et la conduite de cette jeune fille éloignassent toute idée de simulation, elle fut soumise à son insu à une très rigoureuse surveillance. Le seul traitement fut la valériane. Le croirait-on? Il ne se déclara aucun symptôme maladif, aucun malaise. Mais l'anurie dura six jours, puis le cours des urines se rétablit insensiblement, et la famille ayant demandé un long congé nous apprit que cet accident si étrange ne s'était pas reproduit.

Je me borne à ces quelques faits pratiques en faisant remarquer que, pendant ces dix années, une mortalité presque insignifiante a correspondu au petit nombre de maladies. A quelles causes doit-on attribuer ces résultats favorables? Il est loin de ma pensée, de me permettre la moindre critique envers les médecins en chef qui m'ont précédé à la Maison d'éducation de la Légion d'honneur, et en particulier les docteurs Alard et Longet. Alard était un membre distingué de l'Académie de médecine, et ses ouvrages attestent un vrai savoir et un excellent esprit.

Le professeur Longet, mon meilleur ami, membre de l'Institut et de l'Académie de médecine, était un médecin d'une rare distinction et d'un mérite éminent, à qui d'ailleurs sont dues de notables améliorations dans la service. Il serait possible cependant que, jusqu'alors, on n'eût point attaché une attention suffisante aux avantages d'une médecine prophylactique, et que cette différence seule ait produit sur la santé des élèves les résultats sur lesquels j'appelle la sérieuse attention des praticiens. Il nous reste à signaler, par des chiffres évidents, les avantages de la médecine prophylactique, que nous avons inaugurée à la Maison d'éducation de la Légion d'honneur. C'est un tableau très curieux des journées de présence à l'infirmerie, année par année, pendant quarante ans, dû à une personne d'un grand mérite, madame la Directrice de l'infirmerie. Cette statistique est plus éloquente que toutes les affirmations et tous les systèmes. On y voit que dans la période décennale qui commence à 1840 et finit à 1849, M. Alard étant médecin en chef, le nombre des jours de maladie a été de 128,131.

De 1850 à 1859, M. Longet étant médecin en chef, le nombre des jours de présence n'est plus que de 103,140 et de 1860 à 1869, de 104,169.

La période de 1870 à 1879 a souffert quelques interruptions. Mais en tenant compte de ces interruptions, on voit subitement et d'année en année, le chiffre des jours de maladie diminuer; et il n'y a plus une seule année dans cette période, où les chiffres ne soient inférieurs à ceux des années antérieures dans les autres périodes; cette infériorité est quelquefois d'un tiers et souvent de moitié.

ANNÉES.	Dr Alard.	ANNÉES.	Dr Longet.	ANNÉES.	Dr Longet.	ANNÉES.	
1840..	12,325	1850..	13,530	1860..	9,399	1870 (9 mois)	6,274
1841..	12,175	1851..	12,124	1861..	13,123	Dr Foissac	
1842..	13,213	1852..	10,010	1862..	13,514	1871 (6 mois)	3,594
1843..	13,938	1853..	9,726	1863..	11,724	1872........	5,703
1844..	15,080	1854..	11,534	1864..	11,736	1873........	7,473
1845..	14,669	1855..	8,840	1865..	9,816	1874........	7,252
1846..	12,978	1856..	8,831	1866 .	8,336	1875........	7,236
1847..	11,646	1857..	8,772	1867..	8,615	1876........	5,851
1848..	11,350	1858..	8,734	1868..	10,145	1877........	5,022
1849..	10,757	1859 .	11,039	1869..	6,761	1878........	4,311
						1879........	4,609
	128,131		103,140		104,169		57,325

CHAPITRE II.

Des préliminaires de l'hygiène.

Aucune des considérations précédentes ne nous paraît un hors-d'œuvre, même dans un traité d'hygiène; sans prétendre réduire la médecine ou l'art de guérir à une thérapeutique hygiénique, nous conviendrons néanmoins qu'avec un très petit nombre de médicaments bien choisis, la mise en pratique du régime et des règles de l'hygiène est la médecine qui atteint le plus sûrement le but qu'elle se propose : conserver la santé et guérir les maladies. Nous ne craignons pas de nous répéter en rappelant qu'un grand nombre d'anciens peuples ont pu se passer de médecins, mais qu'aucun ne s'est affranchi impunément des lois de l'hygiène. Les premières observations des hommes ont eu pour objet les effets du régime; la médecine a donc commencé par l'hygiène; elle a suffi pour prévenir ou pour guérir non seulement des maladies individuelles, mais encore des épidémies redoutables. L'histoire nous montre qu'elle fixa l'attention des premiers et des plus anciens législateurs; c'est donc dans l'hygiène qu'il faut chercher l'origine de la médecine; elle entra dans les mœurs et dans les règlements de leur police publique. La législation des Hébreux s'appliqua à trois règles essentielles : la proscription de certains aliments, les lotions ordonnées pour les impuretés légales, et la séquestration des maladies contagieuses.

L'hygiène, avons-nous dit, (ὑγιεινή dérive de υγίεια, santé, qui a pour racine ὑγιής, sain) est cette partie de la médecine qui a pour but la conservation de la santé. Andral l'a définie : l'*étude des causes des maladies*. Cette définition n'est point exacte et s'applique véritablement à l'étiologie, qui est la branche de la pathologie générale qui recherche et décrit les causes des maladies. Nul ne doute que cette étude ne soit très importante et ne doive contribuer au progrès de la science. Il n'est pas une seule infraction aux règles de l'hygiène qui ne puisse devenir une cause de maladie. Tous les traités signalent ces causes dites prédisposantes ou déterminantes, telles que l'exposition aux intempéries de l'air, les excès dans le boire et le manger, la violence des passions, etc.; cette catégorie de causes renferme également les endémies, les épidémies, les contagions, les empoisonnements. Nous comprendrions même qu'on ne cherchât pas à tourner en ridicule et qu'on ne taxât pas de frivoles et de systématiques les esprits élevés, qui veulent approfondir les mystérieuses opérations de la nature, en s'occupant des causes prochaines, des causes intimes des maladies. La lèpre et la peste sont les plus anciennes maladies dont il soit fait mention dans l'histoire; comment se sont-elles produites?

On a prétendu que la rage était inconnue avant le temps de Pompée; mais il en avait été question dans une tragédie d'Euripide, qui fit mourir de l'hydrophobie Actéon fils d'Aristée. Comment est né, comment se continue ce grand fléau ? Rhazès et Avicenne ont décrit les premiers la petite vérole avec autant d'exactitude que Sydenham. La découverte de Jenner a presque affranchi l'humanité de cette terrible maladie. Quel mortel inspiré de Dieu trouvera le spécifique de la syphilis, infection qui a empoisonné le sang des générations successives depuis la conquête de l'Amérique ? Ah ! si l'esprit mercantile n'aveuglait pas les sociétés modernes, on pourrait demander si l'honneur de cette découverte n'est pas trop chèrement payé par l'invasion de ce fatal empoisonnement. Il ne faut donc pas interdire à quelques esprits supérieurs d'explorer ces régions obscures. S'il est fait quelque découverte importante dans cette voie, ce sera au profit de l'humanité, à l'honneur de la science; aussi proposons-nous de définir l'hygiène : *la science qui a pour objet de conserver la santé et de prévenir les causes des maladies*, en nous demandant à propos de cette définition si, en ce moment, la médecine serait à la veille d'accomplir un progrès considérable, non seulement sous le rapport de la cause, mais surtout sous celui du traitement des maladies, par suite des découvertes d'un homme de génie, M. Pasteur. Il est évident qu'il ne s'agit encore, malgré l'importance des résultats, que du commencement de ses recherches ; mais il est permis d'espérer qu'il parviendra à délivrer l'humanité de quelques-uns de ses plus mortels fléaux.

D'autres auteurs avaient soupçonné que les maladies

sont dues à des animalcules invisibles, contenus dans l'air que nous respirons ; mais ces vues plus ou moins ingénieuses n'étaient appuyées d'aucunes preuves capables de satisfaire les savants. On se rappelle qu'il y a quarante ans passés, un des plus éminents chimistes de notre époque, que la passion politique enleva malheureusement à la science, Raspail écrivit dans la *Gazette des Hôpitaux* une série de lettres dans lesquelles il cherchait à prouver que la plupart des maladies étaient causées par des animalcules atmosphériques, et proposait le camphre comme antidote. Le docteur Fabre propriétaire de la *Gazette des Hôpitaux*, s'étant permis quelques réserves très convenables sur cette théorie, Raspail dont la susceptibilité égalait la science, cessa brusquement et avec humeur cette publication ; on trouve le développement de cette théorie dans ses nombreux ouvrages : L'eau sédative et quelques autres formules, quoique discréditées auprès des savants, ont encore des partisans. Du reste, un certain nombre d'écrivains, Varron, le plus savant des Romains, ainsi que Bernardin de Saint-Pierre avaient déjà émis les mêmes opinions. Ambroise Paré a dit de son côté, avoir reconnu que des insectes ont été les foyers de contagion pendant une épidémie pestilentielle. Un jésuite d'un savoir universel qui comprenait la physique, l'histoire naturelle, la théologie, les mathématiques, la musique, les langues anciennes et modernes, attribuait à des insectes les affections contagieuses.

Auteur de nombreux ouvrages, Hauptmann de Dresde est connu surtout par un système de médecine parasitaire qui eut une grande vogue, et qu'il fit connaître dans un livre intitulé *pathologie animée*. Le célèbre Lange, porfesseur de physiologie à Leipsick, lié d'une étroite amitié avec Hauptmann partagea ses opinions ou ses rêveries. Enfin, l'illustre Linné doit être regardé comme le plus sérieux promoteur de la doctrine qui attribue à des animalcules invisibles toutes les maladies et, en particulier, la petite vérole, la lèpre, les dartres, la dyssenterie, la rougeole, la peste, etc. La plupart des systèmes imaginés pour expliquer la contagion ne lui paraissent aussi satisfaisants que sa théorie, qu'il trouve simple et rationnelle. Il a exposé cette théorie dans un ouvrage non moins remarquable que sa *philosophie botanique* intitulé : *amœnitates academicœ*, t. V. *exanthemata viva*. Nous rappellerons enfin que Davaine découvrit la *Bactéridie* dans les affections charbonneuses, en indiquant le meilleur traitement, suivi jusqu'ici. Il y a loin de ces opinions théoriques dénuées de toutes preuves, celle de Davaine excepté, à l'œuvre de M. Pasteur. Le grand chimiste a mis en lumière un point intime de la pathologie : *La nature de la virulence*, et non seulement il a donné une vive impulsion à l'étude des micro-organismes, et suscité de nombreux adhérents dans toute l'Europe ; mais encore il a conçu la pensée des inoculations préservatrices à l'aide des virus atténués. Conception plus originale que celle de Jenner [1] qui cependant a suffi pour immortaliser ce bienfaiteur de l'humanité. La découverte

[1] Le 2 juin 1802, la Chambre des communes lui vota une récompense de 240 mille francs. En appuyant cette proposition, le chancelier de l'Échiquier ajouta que la découverte de Jenner était la plus importante que la société eût faite depuis la création du monde. Catherine II lui adressa une lettre très flatteuse en lui envoyant un diamant de grand prix.

de l'illustre anglais fut le résultat de l'observation d'un phénomène arrivé par une circonstance fortuite. On sait que le vaccin provient de la pustule occasionnée par les *eaux aux jambes* du cheval. La découverte toute française des virus-vaccins ne pouvait être enfantée que par un esprit d'analyse incomparable. Il ne faudrait pas s'étonner si on signalait quelque mécompte dans la production de phénomènes aussi délicats, mais l'expérience seule de Pouilly-le-Fort peut être citée comme la démonstration de la presque infaillibilité de la doctrine nouvelle. Là M. Pasteur annonce en présence de nombreux témoins, que 25 moutons exposés à la contagion du charbon allaient périr, et que 25 autres soumis à la vaccination par les virus atténués seraient indemnes de toute maladie. La prévision se réalisa de point en point. Jamais expérience ne fut plus décisive et plus merveilleuse.

La prophylaxie du charbon, cette maladie qui fait tous les ans de si cruels ravages dans les campagnes est donc trouvée. M. Pasteur annonce, que dans l'intervalle de l'année qui finit au mois d'avril 1883, les vaccinations dépasseront le nombre de 100,000. Ce savant pense que les deux perfectionnements essentiels consistaient à bien surveiller la qualité des vaccins, et à ne pas attendre pour vacciner, que les troupeaux soient en présence du mal charbonneux. Il n'y a pas eu à sa connaissance depuis le mois de novembre dernier, un seul animal qui ait succombé aux suites de la vaccination.

On doit espérer qu'on ne réussira pas moins dans l'atténuation des virus pour les autres maladies contagieuses, et que la vaccination aura pour effet de les prévenir. Quelles sont ces maladies? Les plus cruelles qui frappent l'humanité. On peut objecter sans doute que l'organisme des animaux ne saurait être entièrement comparé à celui de l'homme. Nous voyons cependant que pour deux des plus épouvantables maladies, la rage et le charbon, les symptômes et les effets sont les mêmes. Ainsi, n'anticipons pas sur l'avenir, et au lieu de susciter des entraves à l'homme de génie et de lui adresser des objections, attendons avec confiance le développement d'une œuvre et de découvertes qui s'annoncent avec d'aussi grandes promesses.

Nous exprimons enfin le vœu que M. Pasteur puisse publier lui-même l'exposition de sa doctrine, lever les doutes et répondre à toutes les objections. Déjà le 3 septembre 1860, dans une communication préliminaire à l'Académie des sciences, M. Pasteur annonçait que l'air ordinaire ne renferme que cà et là sans aucune continuité la condition d'existence des générations dites *spontanées*. Ici, il y a des germes, là, il n'y en a pas. Plus loin, il en existe de différents; il s'en rencontre peu ou beaucoup suivant les localités. La pluie en diminue le nombre. Pendant l'été, après une succession de beaux jours, on en trouve considérablement. Et là où il y a un calme prolongé de l'atmosphère, les germes sont tout à fait absents. La putréfaction n'existe pas, du moins pour les liquides sur lesquels M. Pasteur a opéré.

Le bulletin hebdomadaire de statistique municipale du 27 avril 1883 contient une analyse microscopique de l'air de Paris, qui confirme de tous points la communication précédente. Le chiffre des *bactéries* est toujours très faible, par exemple, à l'observatoire de Montsouris, c'est-à-dire dans un lieu sain ; il est beaucoup plus considérale, à la mairie du IVe arrondissement (Ile Saint-Louis). Voici le chiffre des microbes récoltés par mètre cube d'air pendant l'année 1882 suivant les saisons :

	A MONTSOURIS. Bactéries.	AU IVe ARRONDISSEMENT. Bactéries.
Hiver..................	425	2.150
Printemps.............	280	4.950
Été....................	460	4.600
Automne..............	112	2.060
Moyennes.........	320	3.440

Les bactéries sont devenues très abondantes dans les mois d'août et de septembre, quelques semaines avant l'épidémie de fièvre typhoïde qui a régné à cette époque. En automne, ce chiffre a subi une baisse considérable. Nous ferons enfin observer qu'en 1881, à la *Pitié*, on vit le chiffre des bactéries atteindre des proportions extraordinaires, et s'élever depuis 6,000 jusqu'à 12,000 par mètre cube d'air. Les salles des femmes étaient encore moins bien partagées. Aussi remarquait-on que les salles de chirurgie laissaient beaucoup à désirer, et que les érysipèles y faisaient de nombreuses victimes. Si les microbes ne sont pas les seules causes d'insalubrité, leur présence n'y paraît pas certainement étrangère.

Au nombre des savants étrangers qui ont fait acte d'adhésion aux doctrines de M. Pasteur, l'un des plus ingénieux et des plus célèbres est M. le professeur Tyndall. Dans une communication à la société royale de Londres, ayant pour titre *La putréfaction et la contagion dans leurs rapports avec l'état optique de l'atmosphère*, il examine principalement la grande question du parasisme. La principale et la plus originale découverte de M. le professeur Tyndall est celle de la constatation de la *poussière ultra-microscopique* de l'atmosphère, au moyen d'un faisceau lumineux très intense, vu latéralement dans l'obscurité. Cette illumination n'a pas lieu dans le vide, ni dans l'air filtré à travers la ouate de coton, ni dans l'air qui a traversé une flamme, ni dans l'air qui provient de la respiration. M. Tyndall ne se prononce pas sur la question de la génération spontanée, repoussée par M. Pasteur. Il y a un très grand nombre d'années, j'ai fourni moi-même de nombreux arguments contre cette fallacieuse doctrine. Si on voulait l'appliquer à l'homme et même aux grandes espèces animales et végétales, il serait facile, en employant le calcul des probabilités du célèbre Laplace, de prouver qu'il y a plusieurs millions de milliards à parier contre un, que cette génération spontanée est une chimère.

Une expérience irréfragable prouve que la lèpre, la petite vérole, la rage, la scarlatine, la rougeole, la fièvre jaune, n'ont pas toujours existé. Sont-elles dues à des microbes, à des bactéries de M. Pasteur, à la poussière ultra-microscopique de M. Tyndall? Comment se sont produites la plupart des maladies infectieuses? Il répugne à un esprit philosophique d'admettre, qu'elles aient été créées en même temps que l'homme. On doit donc supposer que si elles ont pu naître spontanément, on peut aussi les détruire. Nous pensons donc que dans l'ordre providentiel, le plus grand nombre des maladies, virulentes, contagieuses, quelle qu'en soit la cause intime, ont pu être produites par la violation persévérante des lois hygiéniques. Nous nous arrêtons-là et nous finirons par cette conclusion, que M. Pasteur contribuera à délivrer l'humanité de quelques-uns de ses plus redoutables fléaux et des causes qui les engendrent.

Nous ne rappellerons pas le nom des auteurs et les titres des ouvrages qui traitent de l'hygiène; on peut dire qu'ils sont innombrables. La gérocomie ou le soin de la vieillesse faisait partie de la science des anciens Égyptiens et des Hébreux nourris à leur école. L'institut de Pythagore ne négligeait aucun précepte hygiénique et suivant Jamblique, on y faisait un usage méthodique des bains, des onctions et de l'exercice. Pythagore blâmait tout excès, dans le travail comme dans les aliments; la diète pythagoricienne est restée célèbre. Il recommandait l'abstinence de toute viande afin que les hommes s'accoutumassent à une vie plus commode, se contentant d'aliments sans apprêts et qui n'eussent pas besoin de passer par le feu. Suivant les uns il fut l'inventeur de la gymnastique que d'autres, avec plus de raison, attribuent à Iccus de Tarente, et à Hérodicus, l'un des maîtres d'Hippocrate. Le premier joignit la nécessité de l'exercice à celui de la tempérance pour conserver la santé, et il se rendit lui-même si remarquable par sa sobriété qu'on disait en proverbe un *repas d'Iccus*, pour indiquer un repas frugal où il n'y a rien de superflu. Cependant on attribue plus généralement à Hérodicus la médecine gymnastique, c'est-à-dire l'art de conserver la santé et de prolonger la vie par un exercice et une diète convenables; il réussit si bien que Platon dans sa *république* lui fait presque un crime d'avoir ainsi prolongé les jours d'un grand nombre de personnes délicates et infirmes.

Il suffirait des ouvrages d'Hippocrate et surtout de son traité *des airs*, *des eaux* et *des lieux* pour composer tout un cours d'hygiène. Le père de la médecine a traité avec une rare sagacité des six choses indispensablement nécessaires à la vie, et que Galien appelle si improprement les six choses non naturelles qui sont : l'air, les aliments, les exercices et le repos, le sommeil et la veille, les excréments évacués et retenus, les passions et les affections de l'âme.

Pendant une longue suite de siècles, on ne trouve dans les auteurs qui s'occupent d'hygiène qu'une imitation des excellents préceptes d'Hippocrate, de Celse et de Galien, alliés souvent aux élucubrations de l'astrologie, de la magie et de l'alchimie. Le dernier des médecins grecs qui, sur la fin du IXe siècle pratiqua son art avec éclat à Constantinople, Actuarius préconise un merveilleux antidote composé de l'or, de poivre, de myrrhe, de safran, de canelle, de mandragore et de vingt autres simples : il suffit de prendre tous les jours un grain de cet admirable électuaire, qu'Actuarius appelle *santé*, non seulement pour guérir et pour prévenir toute sorte de maux, mais encore *pour chasser les sorciers et les mauvais esprits*. Le savant traducteur de Platon, Marsile Ficin, conseille de consulter tous les sept ans quelque habile astrologue sur les dangers dont on est actuellement menacé ; il recommande aux vieillards l'usage de l'or, de l'encens et de la myrrhe à l'imitation des mages qui offrirent ces dons au créateur des étoiles, afin d'obtenir les bénignes influences des trois principales planètes, Jupiter, le Soleil et Saturne. En 1615, Martin Pansa dédia au sénat de Leipsick, un traité qu'il intitula : *livre d'or sur l'art de conserver la santé*. A côté de quelques bons préceptes d'hygiène se trouvent consacrées les visions astrologiques les plus bizarres. Il attribue aux planètes les plus grandes vertus sur la santé et conseille surtout de veiller aux années climatériques, c'est-à-dire chaque septénaire, parce que, ajoute-t-il gravement, Saturne, planète malfaisante, gouverne chaque septième année de notre vie.

Il n'est pas d'historien, de philosophe, de poète même qui n'ait parfois fait quelque excursion dans le champ de de l'hygiène. Entre tous les auteurs qui, n'étant pas médecins, ont laissé de curieuses observations sur l'hygiène, on peut citer particulièrement Plutarque, Porphyre de Tyr, Cornaro, le chancelier Bacon.

Dans un dialogue fort intéressant sur la conservation de la santé, le célèbre moraliste grec rappelle le judicieux précepte de Platon, conseillant de prendre soin du corps comme de l'âme, afin que semblables à deux coursiers vigoureux attelés au même char, ils puissent l'un et l'autre concourir à le traîner avec une égale force. Plutarque veut que chacun apprenne à bien connaître sa constitution ; l'empereur Tibère avait coutume de dire qu'il était honteux à un homme de soixante ans de tendre le bras à un médecin, afin qu'il vous tâte le pouls et vous apprenne ce que vous devez savoir vous-même. On doit choisir, continue Plutarque, le genre de vie le plus raisonnable ; il faut qu'on s'accoutume à ne boire souvent que de l'eau et à ne faire usage que de viandes grossières; en un mot éviter, suivant l'avis de Socrate, de prendre goût aux aliments que l'on mange quand on n'a pas faim, et aux liqueurs qu'on est tenté de boire quand on n'a pas soif. Pris dans de sages limites, l'exercice, le plaisir et le sommeil sont trois choses essentiellement nécessaires à la santé. Les physiologistes modernes ont mis en question, si un grand exercice après le repas est contriare ou favorable à la digestion, et ont conclu d'une seule expérience, que toute fatigue retarde et entrave cette fonction. Le bon sens pratique de Plutarque l'avait conduit à la même conclusion. En évitant un fort exercice, il conseille d'y suppléer par des entretiens sur l'histoire, la poésie et la philosophie naturelle, qu'un sage appelle le dessert des repas entre gens d'étude. On ne saurait croire, dit encore Plutarque, combien il est avantageux à l'homme en santé de lire tous les jours à haute voix; les gens de lettres surtout ne sauraient trop en prendre l'habitude.

Tous les préceptes, toutes les observations de Plutarque sont dignes de ce grand moraliste : il se demande lequel est le plus convenable à l'homme du régime végétal ou du régime animal : rien ne serait plus sage, conclut-il, que de s'accoutumer dès l'enfance à ne pas manger de viande du tout; mais puisque la coutume contraire a prévalu, il conseille de n'en manger qu'avec modération, au lieu de s'en gorger à la manière des loups et des lions.

Porphyre de Tyr qui vivait dans le milieu du IIIe siècle, ne s'est point arrêté à ce sage milieu. On a conservé de cet esprit mystique une *introduction aux catégories d'Aris-*

tote, une *vie de Pythagore* et un traité sur *l'abstinence de la chair des animaux*. Dans ce dernier ouvrage, il s'efforce d'établir que le régime pythagorien, la nourriture végétale serait le moyen le plus efficace pour conserver la santé, éloigner les maladies et assurer à l'homme l'empire sur ses passions déréglées. Il est vrai qu'on doit attribuer à un autre Pythagore que le célèbre philosophe de Samos, le changement de régime des atlhètes; ils ne s'étaient d'abord nourris que de figues sèches, de fromage mou et de froment dont ils absorbaient une quantité effroyable, et Pythagore le baigneur leur prescrivit de se repaître de viande. Ainsi que nous le disions plus haut, le philosophe de Samos au contraire défendait de tuer les animaux et recommandait à ses disciples l'abstinence de toute viande. Il était bon, suivant Pythagore, que l'homme s'accoutumât à une manière de vivre plus commode, qu'il se contentât d'aliments sans apprêt, de mets qui n'eussent point passé par le feu, et de l'eau pour étancher la soif. Il considérait ce régime comme le plus propre à sustenter le corps, à conserver la santé et à aiguiser l'esprit. Aussi, dit Aristote, moins favorable à ce philosophe que Platon, ne pratiquait-il ses actes de piété qu'à Délos devant l'autel d'Apollon, parce qu'on n'y offrait que du froment, de l'orge, des gâteaux sans feu et qu'on n'y immolait aucune victime.

Il sera question plus loin de l'alimentation des différents peuples que nous avons traitée ailleurs [1] avec tous les développements nécessaires. Nous voulons seule-

[1] *De l'influence des climats sur l'homme et des agents physiques sur le moral*; tome I, ch. IV, p. 187. J.-B. Baillière et fils, rue Hautefeuille, 19.

ment faire observer ici que jamais peuple ne se nourrit exclusivement de végétaux et de fruits, et que la diète végétale absolue ne fut pratiquée que par principe religieux. Les Brahmanes, qui forment la première caste parmi les Hindous, se livrèrent dans l'origine à la vie pastorale, sans s'occuper jamais de la culture des champs et, quoique les conquêtes des Arabes et des Anglais aient porté de rudes coups à leur autorité, ils sont encore très nombreux, rendant la justice et pratiquant la médecine comme un privilège de leur caste. Ils s'abstiennent de tout ce qui a eu vie et se nourrissent de lait, de légumes, de riz et de fruits. C'est aux prêtres égyptiens sans aucun doute que Pythagore avait emprunté le dogme de la métempsycose, et le respect pour tout ce qui a vie dans la nature. Ce respect se conserva si profond pendant une longue suite de siècles que, sous la domination romaine, on sauva difficilement des fureurs du peuple un soldat qui avait tué un chat. Après les Brahmines, les Banians, les prêtres égyptiens et l'institut de Pythagore à Crotonne qui ne compta jamais plus de six cents disciples, il faut arriver au christianisme pour trouver établie l'abstinence de la viande dans certains jours et à certaines époques de l'année; Charlemagne jeûnait en carême jusqu'à quatre heures de l'après-midi avec toute sa cour, et saint Louis ne s'accordait qu'une part de poisson; une prescription absolue ne se rencontre que dans quelques monastères. Sainte Thérèse n'accordait aux carmélites qu'un œuf et une soupe aux légumes. Saint François de Paule, instituteur des Minimes, ne prenait qu'un repas par jour, ne buvait que de l'eau;

souvent il restait deux ou trois jours sans manger; il vécut quatre-vingt onze ans. L'abstinence de la viande est absolue chez les chartreux, les carmes et les trappistes en particulier. La nourriture des trappistes consiste en pain grossier et en légumes cuits à l'eau. Mais il ne faut pas croire que le jeûne chrétien n'eut qu'un but matériel : la privation de la viande et par suite de la gourmandise. C'était une occasion de mortifications, de sanctification : le véritable jeûne, dit saint Basile, consiste, dans l'abstinence des vices; jeûnez sur vos procès, sur vos disputes, sur la médisance, l'injustice. Vous vous abstenez de vices, mais non pas de crimes : vous ne mangez pas de chair, mais vous mangez votre frère.

La nourriture animale exclusive a plus d'inconvénients que la nourriture végétale, ainsi que le prouvent les voyages en mer, pendant lesquels on voit se déclarer de formidables épidémies de scorbut, quand les végétaux et surtout les végétaux frais viennent à manquer. Mais les déclamations de Porphyre sur la thèse qu'il soutient ne sont appuyées sur aucune preuve. C'est à titre historique seulement que nous les rappelons. Il en sera de même du célèbre traité de Louis Cornaro, intitulé : *De la vie sobre et réglée*, dont nous nous contenterons de présenter une brève analyse, nous réservant d'assigner plus loin quel est le terme de la vie humaine.

Le noble Vénitien rapporte que, né d'une complexion délicate, il s'abandonna comme ses amis, qui furent fauchés à la fleur de l'âge, à la bonne chère et à l'intempérance. Lui-même, jeune encore, il se vit accablé d'infirmités et devint sujet à des douleurs d'estomac et d'intestin, à de violents accès de goutte et à une fièvre lente qui le consumait. Après avoir inutilement lutté contre ses maux depuis l'âge de trente-cinq ans jusqu'à celui de quarante, et reconnu l'impuissance des remèdes, il céda enfin aux instances de sa famille et aux conseils des médecins qui lui déclarèrent qu'il fallait choisir entre une vie régulière, seule capable de le sauver peut-être ou une mort prochaine et inévitable. Touchant aux portes du tombeau, Cornaro passa tout à coup de tous les excès de son ancienne intempérance à la vie la plus régulière et à la plus excessive sobriété. Il réduisit sa nourriture à douze onces d'aliments solides, tels que pain, jaunes d'œufs, viande de mouton, perdrix, poisson, et à quatorze onces de vin par jour pris en deux, en trois ou quatre repas. Il ne négligea d'ailleurs aucune autre règle de régime, évitant le froid et la chaleur, les violents exercices, les veilles, en un mot toute sorte d'excès. Cornaro suivait à peine ce régime sévère depuis quelques mois, qu'il fut étonné de voir en si peu de temps ses maux s'évanouir et sa santé se rétablir entièrement. Mais il ne se contenta pas de persévérer dans un régime aussi salutaire, il voulut encore opérer une transformation non moins importante, en réformant son caractère qui avait été jusque-là haineux, morose et irrascible; il devint désormais affable, gai et patient. Cornaro cite deux exemples remarquables, l'un moral et l'autre physiologique, du changement qui s'était opéré en lui grâce à son régime. Sa famille perdit un procès considérable qui conduisit au tombeau l'un de ses frères et quelques autres parents; quoiqu'il fût le plus atteint par cette perte, il la supporta stoïquement et sa santé n'en fut pas ébranlée. Une autre fois, il fit une si violente chute d'un chariot qu'elle parut devoir menacer sa vie, par les fractures et les luxations que cette chute avaient occasionnées. Eh bien, il refusa la saignée et les autres remèdes qui lui furent conseillés, et se contenta de se faire remettre le bras et la jambe : il regarda son régime comme le meilleur préservatif de l'inflammation, et, au grand étonnement de tout le monde, sa guérison ne se fit pas attendre.

Parvenu à sa quatre-vingtième année, toujours en parfaite santé, sa famille et ses amis, aidés de l'autorité des médecins, le déterminèrent, vu son grand âge et sa faiblesse, à prendre quatorze onces d'aliments solides et seize onces de vin par jour. Cette légère augmentation de deux onces de nourriture faillit lui coûter la vie ; de gai qu'il était, il devint triste et soucieux ; un rien le mettait en colère, personne ne pouvait vivre avec lui. Au bout de douze jours, il se déclara une violente colique qui dura vingt-quatre heures et fit désespérer de sa vie. Il guérit cependant, et personne à l'avenir n'osa faire une observation sur son régime.

Possesseur d'une grande fortune, l'illustre vieillard en faisait le plus noble usage. Il concourut à embellir et à fortifier Venise ; il fit défricher des terres incultes, dessécher des marais, et voulait que les habitants de ses terres ne manquassent d'aucune des choses nécessaires à la vie. Il avait une grande tendresse pour sa famille et, entouré de ses onze petits-enfants, il aimait à assister à leurs jeux. Il se plaisait dans la société des savants et des gens de lettres. Fier de la vigueur et de la santé qu'il conservait jusqu'à un âge très avancé de la vie, on l'entendait dire que les esprits se perfectionnent à mesure que les corps vieillissent. Il composa quatre discours : le premier à 83 ans, le second à 86, le troisième à 91 et le quatrième à 95. Né en 1467, il mourut à Venise le 26 avril 1566, presque centenaire.

L'exemple de Cornaro est un des plus remarquables éloges de la sobriété qui, dans toutes les conditions, est une gardienne vigilante de la santé. Dans ses discours, le sage vieillard a répondu d'avance aux critiques qui pourront être adressées à son *Traité de la vie sobre*, en faisant observer que le même régime ne convient pas à tous les tempéraments et à toutes les conditions, ainsi que Ramazzini le remarque très judicieusement. Dans le XVIe siècle, Lessius, savant jésuite de Louvain, traduisit en latin et orna d'une préface le livre de Cornaro, et c'est dans les mêmes principes qu'il composa son *Hygiasticon* et s'efforça de démontrer que la sobriété, pour les gens de lettres surtout, est le plus sûr moyen de conserver la santé et de vivre plus de cent ans. Malheureusement, il ne prêcha pas d'exemple, étant mort à 69 ans seulement.

Un grand nombre d'auteurs anglais ont laissé d'excellents préceptes d'hygiène ; nous les passons sous silence, désireux seulement d'indiquer l'opinion du grand chancelier Bacon sur la philosophie et la science médicale. Combien ne doit-on pas regretter que deux passions opposées aient rempli son âme et occupé sa grande intelligence : l'une égoïste et funeste, l'ambition qui lui fit sacrifier la reconnaissance envers son bienfaiteur, le comte d'Essex, vendre la justice dans une charge où l'honneur et le droit seuls doivent être écoutés; l'autre noble et féconde qui fut le désir qu'il poursuivit sans cesse : découvrir la vérité, corriger la philosophie et restaurer la science. La première l'abreuva de chagrins et de honte parmi ses contemporains, la seconde fait oublier toutes les faiblesses de son caractère, et resplendir la lumière de son génie dans la postérité. On ne peut douter que les humiliations qu'il subit n'aient abrégé ses jours, car il mourut dans l'obscurité et la pauvreté, âgé de 66 ans. La plupart de ses ouvrages furent les fruits de la retraite dans laquelle, triste et désabusé, il passa les cinq dernières années de sa vie. Il entreprit la classification des connaissances humaines et introduisit dans la science une méthode nouvelle, l'étude de la nature, l'expérience fécondée par l'induction. Horace Walpole l'appelait le prophète des vérités démontrées par Newton; il fut aussi l'initiateur de presque toutes les sciences et même de la médecine, où l'on reconnaît promptement qu'il manque de savoir spécial. L'art de prolonger la vie lui paraît une des parties les plus importantes de la science et il pense qu'on ne l'a pas traitée avec assez de dignité; il trouve que relativement à l'hygiène, on n'a pas tiré des différents exercices tous les avantages qu'on peut en attendre, qu'on s'est trop occupé du choix des aliments et pas assez de leur quantité. Les médecins, ajoute Bacon, à l'exemple des moralistes, ont trop loué la frugalité; c'est en joignant avec discernement l'habitude du jeûne à celle d'une alimentation abondante et variée qu'on affermit le tempérament... Dans le traitement des maladies, que de choses la médecine laisse encore à désirer!

Nous bornons-là nos citations sur l'histoire de la science, sur le nom des auteurs et le titre des ouvrages qui ont traité de l'hygiène, et nous arrivons aux temps modernes. Indépendamment des excellents articles de Hallé, dans le *Grand Dictionnaire des Sciences médicales*, on peut citer parmi les plus complets, les traités de nos contemporains : Londe, Rostan, Becquerel, Michel Lévy, tous, hélas! morts jeunes, et qui ont donné par leur exemple un démenti aux théories les plus ingénieuses. Les traités de M. Bouchardat, professeur à la Faculté de Paris, et de M. Jules Arnould, professeur à la Faculté de Lille, viennent de paraître. Ce sera peut-être le dernier mot de la science moderne.

CHAPITRE III.

Des classifications.

On peut diviser l'hygiène : 1° en hygiène publique; 2° en hygiène sociale et 3° en hygiène privée; c'est de cette dernière seule qu'il sera question ici. Les deux autres, cependant, ont une grande importance; dans l'hygiène publique ou civile on peut comprendre l'assainissement des villes, la surveillance des substances alimentaires, la police des cimetières et des lazarets, le dessèchement des marais. Elle comprend également l'hygiène militaire, l'hygiène navale et l'hygiène industrielle. Quoique le progrès des sciences physiques ait permis de réaliser quelques améliorations de détail, nous n'hésitons pas à proclamer que le génie des anciens législateurs nous avait devancés en tout. La seconde s'occupe des lois qui s'appliquent aux mariages, à l'instruction, à la protection de l'enfance, de la vieillesse, des femmes, des ouvriers, des pauvres, des malades. Aucun bon gouvernement ne peut se désintéresser de ces questions délicates. C'est au médecin principalement qu'il appartient d'éclairer les familles sur l'hygiène privée, comme le pilote prudent signale les écueils, prévoit les orages et dirige les passagers vers les ports hospitaliers.

L'hygiène comprend trois choses : le sujet, l'objet et les rapports de l'objet avec le sujet ou les règles du régime. On pourrait croire qu'une classification de l'hygiène, appliquée à l'homme, devrait reposer, ainsi qu'en général les savants modernes le proposent, sur l'ordre anatomique ou plutôt sur l'ordre physiologique. Ainsi, pensent-ils, l'étude de la science doit être précédée de considérations générales sur l'homme, et traiter ensuite des moyens qui agissent sur les fonctions sensorielles, affectives et intellectuelles, et terminer enfin par les modifications que l'application de ces règles nécessite suivant les constitutions, les dispositions héréditaires, les idiosyncrasies, les habitudes, les professions, les sexes et les âges.

Le défaut de méthode et de classification n'est pas une des moindres critiques adressées à l'hygiène. On reproche à cette science, d'être formée par l'assemblage de plusieurs autres, et de n'être pas une science par elle-même. Il est vrai que l'hygiène n'a point un champ parfaitement délimité comme l'astronomie, la chimie, la géologie. On voit dans le plan d'un traité proposé par Hallé, qu'il ne se sert d'aucune méthode et qu'il serait possible de transposer certaines parties sans nuire essentiellement à son enseignement, à son unité même. Aussi comprend-on que Galien ait pû mettre en question si elle appartient à la médecine ou si elle fait partie de la gymnastique.

Tous ces reproches sont exagérés ou plutôt n'ont aucun fondement réel. Le nombre même des auteurs qui ont écrit sur l'hygiène prouve l'importance de cette science. Elle a un but parfaitement défini : la conservation de la santé, l'amélioration du fonctionnement de la vie. Atteint d'une dyspepsie irrémédiable, Voltaire disait : « *Je donnerais cent ans de renommée pour une bonne digestion.* » Quel bien est préférable à la santé? sa perte n'est-elle pas un irréparable malheur? et, cependant, de quel trésor se montre-t-on aussi follement prodigue? L'homme étant une intelligence servie par des organes, ou une âme qui se sert d'un corps, l'un et l'autre méritent presque une égale culture, et par des influences réciproques se prêtent un mutuel appui. Ajoutons enfin que, quoique artificielle, la division de l'hygiène en six parties, généralement adoptée depuis Galien, Boerhaave et Hallé, est complète, et que si l'on peut en intervertir l'ordre, on ne saurait cependant en supprimer aucune sans que l'enseignement en souffrît. Nous pensons même qu'un traité d'hygiène doit comprendre une septième partie distincte, sous ce titre : *Habitata*, ou les habitations, et qu'on doit diviser l'hygiène en sept parties essentielles qui sont : 1° *circumfusa*, ou l'air, et ses modifications; 2° *habitata*, ou les habitations ; 3° *ingesta*, ou les aliments et les boissons ; 4° *excreta*, ou les excrétions; 5° *applicata*, ou les vêtements, propreté, bains, cosmétiques; 6° *gesta*, ou l'exercice et le repos, le sommeil et la veille, la gymnastique; 7° *percepta*, *accidentia animi*, ou les passions, les professions et les différentes conditions de la vie.

Il n'est aucune de ces parties qui ne pût fournir et qui n'ait fourni des volumes. Il faudrait en outre des considérations générales sur l'homme, et sur la physique; mais on doit supposer que tout hygiéniste connaît ces sciences. Il y a donc une mesure qu'un traité d'hygiène doit observer; en traitant de chacune des sept parties dont se compose la science, il indiquera les lois et les règles que l'expérience nous apprend et qu'on doit observer pour la conservation de la santé et l'amélioration de l'homme.

Dans notre *Hygiène des Saisons* nous considérons le côté utile et pratique plutôt que le côté dogmatique; nous ne voulons pas forcer le lecteur à tout apprendre, à tout savoir, à tout digérer. Il pourra sans effort consulter les règles de régime dans chaque mois, connaître les périls dont il est menacé à chaque période de l'année et les moyens de s'en préserver. Toutefois, il ne paraîtra pas inopportun d'émettre quelques conseils généraux sur les sept parties qu'embrasse l'hygiène.

CHAPITRE IV.

Circumfusa.

Les anciens avaient constaté les conditions de la salubrité de l'air et les causes de son insalubrité, avant de savoir que par toute la terre, des pôles à l'équateur, au sein des continents comme sur les plages maritimes, au sommet des plus hautes montagnes comme dans la profondeur des plus basses terres, ce fluide est composé de 20,8 d'oxygène, de 79,2 d'azote, et qu'il renferme en outre de 0,01 à 0,005 d'acide carbonique, des traces d'acide azotique, d'ammoniaque, d'iode et d'hydrogène, ainsi qu'une quantité variable de vapeur d'eau. En le désignant comme *pabulum vitæ*, Hippocrate n'a-t-il pas reconnu que plantes, animaux, hommes, ne vivent que par l'air et que, sans l'air, notre globe ne serait qu'une immense solitude? Le fluide qui enveloppe la terre de toutes parts est la cause non seulement de tous les phénomènes vitaux, mais encore, portant sur ses ailes une foule de germes empoisonnés, de la plupart des maladies épidémiques. Les physiciens ont étudié un grand nombre des qualités de l'air, et toutes ne sont pas encore connues; l'hygiéniste a surtout à s'occuper : 1° de sa pureté ou de ses altérations; 2° de sa pesanteur ou de la pression qu'il exerce sur l'homme; 3° enfin de son agitation ou de son repos.

Frédéric Hoffmann a dit, après le père de la médecine: *aerem purum et temperatum vehementer ama, quia ad corporis et animi vigorem multum confert*. C'est véritablement à Lavoisier qu'est due la découverte en 1777 de la composition de l'air. Dans ses *expériences sur la respiration des animaux et sur les changements qui arrivent à l'air en passant par leur poumon* (*Mém. de l'Acad. des sc., an.* 1772, *p.* 185), il prouve, et des milliers d'expériences l'ont confirmé depuis que, dans la respiration, il y a absorption d'une notable proportion d'oxygène. On sut bientôt que dans l'air respiré, l'oxygène était remplacé par une quantité équivalente d'acide carbonique. Ainsi que Robert Boyle l'avait prévu, l'air qui a servi à la respiration devient impropre à entretenir cette grande fonction; il est irrespirable, parce qu'il a perdu une partie de son oxygène, *air vital*, et qu'il contient alors une proportion nocive d'acide carbonique. L'oxygène absorbé change instantanément le sang veineux impropre à la vie en sang artériel, que le cœur envoie par mille canaux à tous les organes, afin d'entretenir la chaleur animale et ranimer le flambeau de la vie.

La quantité d'oxygène absorbé est très variable suivant les animaux, et suivant les conditions essentielles de repos ou de mouvement. D'après les analyses du savant professeur Gavarret, la composition de l'air sec ramené à à la température de 0° et à la pression de 0m,76 est la suivante :

	Avant l'expiration.	Après l'expiration.
Azote.	79,200	81,200
Oxygène..	20,797	14,797
Acide carbonique. .	0,003	4,003

Ainsi l'analyse apprend que l'air expiré contient de 4 à 5 centièmes d'oxygène de moins que l'air inspiré ; un homme bien portant introduit dans la poitrine un demi-litre d'air à chaque inspiration ; en faisant en moyenne 18 inspirations par minute, il a besoin de 9 litres par minute, par conséquent 540 par heure, 12,960 par jour, ce qui confirme très approximativement les conclusions de Lavoisier et Séguin sur la consommation de l'oxygène chez l'homme, formulées ainsi :

1° Un homme *au repos et à jeun* par une température de 32°,5 consomme par heure 24 lit., 002 d'oxygène dont le poids est 34 gr. 490.

2° Un homme *au repos et à jeun* par un température extérieure de 15°, consomme par heure 26 lit. 660 d'oxygène (38 gr. 310) ;

3° Un homme, pendant la digestion, consomme par heure 37 lit. 689 ;

4° Un homme *à jeun*, accomplissant le travail nécessaire pour élever en 15 minutes un poids de 7 kil. 343, à une hauteur de 199m,776, consomme par heure 63 lit. 477 d'oxygène (91 gr. 216) ;

5° Un homme pendant la digestion, accomplissant le travail nécessaire pour élever en 15 minutes un poids de

7 kil. 343, à une hauteur de 211^{m},146, consomme par heure 91 lit. 248 d'oxygène (131 gr. 125).

Ajoutons à ces conclusions les deux considérations suivantes, dans lesquelles on doit voir une providence admirable de la nature. La première, c'est que cinq parties d'air peuvent être dissoutes dans cent parties d'eau, et que cet air est formé de 32 parties d'oxygène, et de 68 d'azote, le premier de ces gaz étant plus soluble dans l'eau que le second. Voici la deuxième : les fleurs et les feuilles absorbent, pendant la nuit, une certaine quantité d'oxygène et exhalent de l'acide carbonique, tandis que pendant le jour l'acide carbonique est décomposé ; le carbone est absorbé par les fleurs et les feuilles ; l'oxygène mis en liberté, rend à l'air sa pureté et la source de la vie.

Nous passons sous silence les importants travaux de Spallanzini, de Despretz, de W. Edwards, de Regnault et Reiset sur la respiration et les sources de la chaleur animale, ainsi que les curieuses expériences des professeurs Andral et Gavarret sur la quantité de carbone brûlé dans l'acte respiratoire selon l'âge et le sexe ; nous voulons simplement signaler les dangers de l'insuffisance et de la viciation de l'air dans l'acte respiratoire. Ces dangers se manifestent dans tous les lieux clos où respirent pendant un certain temps un grand nombre de personnes, dans les théâtres, les salles de bal, les hôpitaux, les écoles, les tribunaux, les casernes, les prisons, les réfectoires, les fabriques, ainsi que dans les étables et les écuries. L'air confiné est plus désastreux encore au fond de la cale des navires, et n'est point une des moindres causes des maladies si fréquentes dans les expéditions maritimes. Dans ces circonstances, l'insalubrité ne provient pas seulement d'une diminution de l'oxygène de l'air et d'une augmentation de l'acide carbonique, mais encore de la présence dans l'atmosphère des produits de de la transpiration pulmonaire et cutanée, matière morte, excrémentielle, devenue impropre à la vie.

Lavoisier avait déjà constaté que dans les salles des hôpitaux et des théâtres, l'air renferme 1 1/2 à 3 °/₀ d'acide carbonique. Toutes les analyses faites depuis ont fourni des résultats analogues. Dans ses recherches sur la composition de l'air dans les étables, qu'habitent en hiver les populations alpestres, Niepce trouva que cet air dont la température est ordinairement de 30°, ne contenait que 18 °/₀ d'oxygène, 2 °/₀ d'acide carbonique et une proportion notable d'ammoniaque et d'hydrogène sulfuré. Les analyses de l'air, recueilli dans l'égout Amelot, présentèrent des résultats plus déplorables encore. Voici dans l'une d'elles les proportions des différents gaz :

Oxygène..	13,79
Azote.	81,21
Acide carbonique. . .	2,01
Hydrogène sulfuré. . .	0,09

Il suffit d'une quantité égale à 1/800ᵉ du dernier gaz pour tuer des oiseaux en quelques secondes ; les chiens supportèrent impunément un air qui en contenait 1/400ᵉ, et l'un des commissaires chargé de surveiller le curage de l'égout Amelot, put rester plusieurs minutes dans une atmosphère chargée de 3 °/₀ d'hydrogène sulfuré.

Toute altération de l'air a des inconvénients graves

pour la santé; ils sont dangereux surtout pour les enfants, les malades, les opérés, les femmes en couche. Nous citerons enfin les deux exemples suivants des redoutables effets de l'encombrement, même chez des personnes bien portantes. En 1756, dans les guerres de l'Hindoustan, les Anglais avaient enfermé 146 prisonniers dans une chambre de 24 pieds carrés, qui n'avait d'autres ouvertures que deux petites fenêtres. Une sueur abondante, une soif excessive, un sentiment d'angoisse inexprimable, suivies de vertiges, de suffocations, de fièvre, furent les cruels symptômes qu'éprouvèrent tous ces malheureux. Au bout de quatre heures, les uns tombèrent dans une stupeur léthargique, les autres dans un délire violent; après six heures, 96 avaient succombé, après huit on ne comptait que 25 survivants. L'autre exemple se vit dans les guerres du premier empire : après la bataille d'Austerlitz, 300 prisonniers autrichiens avaient été renfermés dans une cave assez étroite. Au bout d'un petit nombre d'heures et après des angoisses inexprimables, la mort avait fait son œuvre, il ne restait que 20 survivants. Combien de faits aussi épouvantables se sont accomplis à bord des navires pendant des siècles qu'a duré, à la face de l'Europe civilisée, l'infâme *traite des Nègres!*

Les variations de l'air étant une cause fréquente de maladies, on entend quelques hygiénistes répéter que le véritable moyen de s'y soustraire c'est de les braver. Cela peut être vrai dans une certaine mesure, quand il s'agit seulement des qualités physiques de l'air, de sa température surtout. Les conseils hygiéniques sont moins nécessaires pour les hommes qui ont acquis par le régime, le travail et l'exercice une santé robuste qu'aux personnes débiles, aux vieillards et aux valitudinaires. On doit considérer un air air confiné comme un véritable marais et dont les effets ne sont pas moins dangereux que l'impaludation terrestre. On ne s'accoutume pas aux altérations chimiques de l'atmosphère; il est difficile d'en corriger des masses considérables et l'on a le droit de renvoyer aux gouvernements, les travaux que dans tous les siècles le médecin leur signale comme agents d'insalubrité, tels que les établissements où des matières animales se putréfient, les étangs et les marécages, les débordements des rivières, etc. Mais chacun peut veiller et parvenir à corriger des masses d'air circonscrites, et empêcher même l'insalubrité de se produire. Quand on suppose que l'air est infecté et contient des miasmes délétères, l'hygiène conseille les fumigations de Guyton de Morveau, dont on ne saurait trop vulgariser la formule. Voici les doses pour un local de 100 mètre cubes :

Chlorure de sodium pulvérisé. .	100 gr.
Bi-oxyde de manganèse.. . . .	15
Acide sulfurique.	50
Eau.	60

On emploie un vase de verre, de porcelaine ou de grès dans lequel on mêle le sel, l'oxyde et l'eau. On ferme les ouvertures et on verse l'acide sulfurique. Douze heures après, l'oxygène dégagé a produit son action désinfectante.

L'acide phénique, dissous dans l'eau, dans l'alcool ou la glycérine, à des proportions variables depuis 1/10e (solution caustique) jusqu'à 1/100e, rend tous les jours de signalés services à l'hygiène et à la chirurgie. Mais nous appelons principalement l'attention sur la règle la plus importante de l'hygiène : le renouvellement de l'air. L'encombrement est la cause la plus puissante des maladies infectieuses, telles que la fièvre typhoïde, la fièvre puerpérale, l'ophthalmie, l'érysipéle, la gangrène, la résorption purulente dans les hôpitaux. La propreté et les antiseptiques sont insuffisants. L'homme, le répétons-nous, est pour l'homme le plus dangereux poison. Chaque acte de sa vie est l'excrétion d'un produit mort et putrescible. L'air s'altère jusques dans le lit où il se repose, à la table où il reçoit ses amis et dans le cabinet de travail où veille sa lampe nocturne. Un air nouveau, un air vital lui est donc à chaque instant nécessaire. Le moyen le plus simple et le plus efficace pour le renouveler est d'établir des courants par des ouvertures correspondantes. Ce n'est pas seulement en temps d'épidémie, c'est pour la conservation de la santé que le renouvellement de l'air est nécessaire, afin de conserver à ce fluide ses conditions de salubrité. Dans les lieux clos où nous vivons, les gaz s'attachent aux murailles, aux meubles, aux habillements. L'air atmosphérique est essentiellement élastique et compressible. Il ne se renouvelle jamais que très incomplètement dans les appartements, dans les hôpitaux, dans les amphithéâtres, dans les écoles, où l'air du dehors ne pénètre point par des ouvertures opposées. Quand des fenêtres donnant sur une même façade sont maintenues ouvertes, l'air qui s'introduit refoule l'air intérieur vers les angles et les parties éloignées des ouvertures. Celui-ci n'est point expulsé, il n'est que comprimé. Plusieurs médecins ont remarqué que, les lits placés dans les angles des salles étaient les moins salubres, et que la mortalité des malades, atteints de fièvre typhoïde surtout, y devenait plus considérable. Ainsi s'expliquèrent pendant les épidémies cholériques, les conditions fâcheuses et la grande mortalité de certains quartiers, réputés salubres, tandis que d'autres moins bien habités, pauvres d'architecture et même restreints d'espace, mais ouverts à tous les vents, furent sensiblement épargnés ; c'est lorsque dans les quartiers riches la disposition des habitations étant vicieuse, l'absence d'ouvertures opposées et la claustration rigoureuse rendaient la ventilation incomplète. Ainsi s'explique encore pourquoi l'habitation des villes devient d'autant plus insalubre que la population y est plus dense, et pourquoi le sang s'épure et la vie se ranime en plein champ, dans le petit village, à la campagne isolée, où l'air n'est ni altéré ni confiné. Pour les hôpitaux, les salles scolaires, les réunions publiques, sous la tente du soldat, à bord des vaisseaux, on ne doit négliger aucun des moyens de ventilation conseillés par la science ; mais il faut se persuader que tous sont insuffisants, et l'on ne saurait trop répéter, que le renouvellement de l'air du dehors peut seul rendre à l'atmosphère l'oxygène qui lui manque, et emporter dans le vaste océan aérien, les émananations des corps vivants et des gaz délétères qu'engendrent les maladies et même le simple fonctionnement de la vie.

Suivant des calculs approximatifs, la haue ur de l'atmosphère, jugée principalement par les lueurs crépusculaires, est de 45,000 mètres, 12 lieues environ. Ses couches les plus denses sont au bord de la mer et vont en diminuant à mesure qu'on s'élève, de sorte qu'à sa limite extrême sa densité ou plutôt sa rareté est comparable à celle de la machine pneumatique où l'on fait le vide. Aristote avait soupçonné la pesanteur de l'air; mais n'ayant trouvé aucune différence dans le poids d'une outre pleine et vide, il renonça à cette idée et conclut faussement que l'air n'est pas pesant. L'invention du baromètre date de 1642; et par la découverte de ce merveilleux instrument, Torricelli, le célèbre élève de Galilée, prouva non seulement que l'air est pesant, mais encore que le poids de la colonne atmosphérique, à la température de 0, est égal à celui d'une couche de mercure de 760 millimètres ou de 32 pieds d'eau qui envelopperait le globe. Les expériences de Périer, sur le Puy-de-Dôme, et de Pascal, sur la tour Saint-Jacques à Paris, furent la première confirmation de la découverte de Torricelli et montrèrent qu'en s'élevant dans l'atmosphère, la hauteur de la colonne barométrique diminuait, de sorte qu'on eut dans le baromètre un moyen certain d'évaluer le poids total de l'atmosphère et les variations de pression qui se manifestent à la surface du globe. Halley fut le premier qui proposa de mesurer la hauteur des lieux par le baromètre. Les tables construites d'après la formule de Laplace ont permis de calculer les hauteurs jusqu'à près de 9,000 mètres. A 3,304 mètres, hauteur de l'Etna, on a sous ses pieds le tiers de l'atmosphère; à 5,500, la colonne d'air a perdu la moitié de son poids; nous indiquerons plus loin les phénomènes physiologiques que déterminent les différentes pressions atmosphériques, mais nous ferons d'avance observer que de Humboldt et Bonpland atteignirent une hauteur de 6,100 mètres sur le Chimborazo, et que dans leurs ascensions aérostatiques, Gay-Lussac, Barral et Bixio atteignirent celle de 7,000 mètres.

Des personnes étrangères à la science demandent parfois comment l'organisme humain supporte, sans en être écrasé, une pression atmosphérique équivalente à celle d'une couche d'eau de 32 pieds et d'une couche de mercure de 76 centimètres. Les notions les plus élémentaires font comprendre d'abord que cette pression s'exerce dans tous les sens, et puis que les gaz et les liquides dont se compose tout organisme sont pour ainsi dire incompressibles et, pressant même de dedans en dehors, font équilibre à la pression de l'air. Les animaux aquatiques mêmes vivent à plus de 3,000 mètres au profond des mers, et les fendent avec une merveilleuse agilité.

Nous avons décrit ailleurs (*Météorologie*, t. Ier, p. 473), avec des détails trop circonstanciés, l'influence de la pression atmosphérique sur le corps humain, et en particulier le *mal des montagnes*, pour qu'il soit nécessaire d'en parler longuement ici. Tous les observateurs ont éprouvé, à des altitudes variables, la plupart des accidents mentionnés par de Saussure, le premier qui soit parvenu à la cîme du Mont-Blanc, avec le docteur Paccard de Chamouni. Suivant ce naturaliste célèbre, ordinairement le *mal des montagnes* se manifeste tout à coup et non par degrés. A une élévation de 3,898 mètres, ses guides pouvaient difficilement soulever cinq à six pelletées de neige ; l'un d'eux perdit connaissance et passa la nuit dans les angoisses les plus pénibles. Près de la cîme, de Saussure ne pouvait faire quinze ou seize pas sans reprendre haleine et s'asseoir. Parvenu au sommet et disposant ses instruments, il se trouvait à chaque instant obligé d'interrompre ses observations pour ne s'occuper que du soin de reprendre haleine. Même après quatre heures de repos, son pouls battait 110 fois par minutes; il trouva chez l'un de ses guides 98 pulsations, chez l'autre 112; à leur retour à Chamouni, après quelques temps de repos, il ne battit plus que 49, 60, 72 pulsations.

Ces symptômes sont analogues à ceux qu'éprouvèrent Bravais, MM. Martins et Lepileur, ainsi que Mlle d'Angeville qui nous raconta elle-même son ascension et nous dit avoir éprouvé, auprès de la dernière cîme, une sorte d'agonie occasionnée par un sommeil presque insurmontable. Les hémorragies sont très fréquentes; Atkins eut une épistaxis qui dura trois jours entiers. En 1811, Parrot, gravissant le Kasbek, fut pris de nausées pareilles au mal de mer, à la hauteur de 3,800 mètres. Pendant leur expédition au Pichincha et à Pambamarca, Bouguer et La Condamine furent atteints d'anhélation, de défaillances, de vomissements, Bouguer eut plusieurs hémorragies. A la hauteur de 4,481 mètres, de Humboldt tomba étendu à terre, sans connaissance. Cependant tous les observateurs ne sont pas également sensibles au *mal des montagnes*. Sur les Cordillières, M. Boussingault et le colonel Hall n'éprouvèrent aucune influence très fâcheuse à une hauteur de 6,009 mètres; ils cessèrent de monter quand leur baromètre marqua 35.

Quelle est la cause du *mal des montagnes?* Elle ne saurait être attribuée ni à l'imagination ni à la crainte du danger; les animaux le ressentent comme l'homme. Le capitaine Webb rapporte que sur l'Himalaya les chevaux et les yaks éprouvaient de l'oppression, des angoisses et une lassitude extrême; un chien que l'un des guides d'Atkins avait amené avec lui au Mont-Blanc s'arrêtait souvent comme affaissé, tombait de côté, s'endormait, regardait autour de lui avec un sentiment d'inquiétude très marqué; il vomit à la hauteur du grand plateau. Le *mal des montagnes* est simplement dû à la diminution de la pression atmosphérique brusquement survenue. Les vertiges, les nausées, les hémorragies, les défaillances, la tendance à l'apoplexie, trouvent une explication facile dans la diminution subite de cette pression. On nous a rapporté que les religieux du mont Saint-Bernard étaient souvent affectés d'asthme, et qu'ils ne pouvaient y séjourner impunément qu'un petit nombre d'années. Ajoutons d'un autre côté, comme phénomène physiologique extrêmement curieux que la belle ville de Quito, qui ne renferme pas moins de 70,000 habitants, est située à 2,908 mètres au-dessus du niveau de la mer; que La Paz, qui fut bâtie en 1548 en commémoration de la bataille où Gonzalès Pizarre fut battu, est à 3,641 mètres; que la ville de Potosi, où vivait au XVIIe siècle une population de 150,000 âmes, se trouve à 4,103 mètres. On est tenté de se demander si une pression atmosphérique plus ou moins forte a quelque influence sur nos organes, sur les fonctions, sur les phénomènes de la vie.

« Quand on a vu, dit le célèbre chimiste M. Boussingault, le mouvement qui a lieu dans les villes comme Bogota, Micuipampa, Potosi, etc., qui atteignent 2,600 à 4,000 mètres de hauteur; quand on a été témoin de la force et de l'agilité des toréadors dans un combat de taureaux à Quito, à 2,908 mètres; quand on a vu des femmes jeunes et délicates se livrer à la danse pendant des nuits entières dans des localités presque aussi élevées que le Mont-Blanc, là où Saussure trouvait à peine assez de force pour consulter ses instruments, et où ses vigoureux montagnards tombaient en défaillance; quand on se souvient qu'un combat célèbre, celui de Pichincha, s'est donné à une hauteur peu différente de celle du Mont-Blanc (4,600 mètres), on accordera que l'homme peut s'accoutumer à respirer l'air raréfié des plus hautes montagnes. » Ces exemples prouvent en effet que les êtres qui vivent dans les régions les plus différentes, sous le rapport de la densité de l'air, se modifient dès leur naissance, et qu'il s'établit une accommodation, une sorte d'équilibre entre la tension des gaz intérieurs et celle des extérieurs, entre les besoins de l'organisme et les choses du dehors.

La composition et la densité de l'air étant les deux qualités les plus importantes, on ne doit pas cependant étudier avec moins de soin son degré de sécheresse et d'humidité, sa température, son état électrique, et enfin les vents, véritables vagues de l'océan aérien qui tantôt assainissent la terre et tantôt portent sur leurs ailes la contagion et la mort. Nous avons traité ces questions ailleurs (voy. *Météorologie*), nous les passons sous silence.

Nous désirons seulement faire remarquer ici, quelle est l'influence des agents physiques non seulement sur nos organes et sur nos maladies, mais encore sur les mystérieuses facultés de l'esprit humain.

Après plusieurs années d'une observation très minutieuse, nous croyons pouvoir affirmer que dans les zones tempérées, à Paris en particulier, une hauteur moyenne de la colonne barométrique est la plus favorable à la santé du plus grand nombre d'individus, au plein exercice de leurs facultés ainsi qu'aux manifestations les plus puissantes de leur vie normale. Il ne s'agit pas néanmoins de la moyenne scientifique qui se trouve à Paris de 761^{mm},41; nous voulons désigner certaines lignes intermédiaires qui s'éloignent également des extrêmes. En général, le point de la colonne barométrique où s'accomplit avec la plus entière perfection le jeu des fonctions vitales, est celui de 764^{mm},73, ou 28 pouces 3 lignes. Il nous est arrivé très souvent de pouvoir indiquer la hauteur du baromètre par la conscience d'une force intérieure inaccoutumée qui rendait facile tout travail intellectuel, et projetait sur l'avenir les plus riantes perspectives.

Quand le baromètre a dépassé cette hauteur favorable, on sent un plus grand bien-être aux heures où l'oscillation diurne descend à son *minimum*. Le baromètre, au contraire, se trouve-t-il bas, c'est aux heures où l'oscillation atteint son *maximum* que se manifeste la tendance à l'amélioration et au bien-être. Il en est de même pour les variations accidentelles.

Ces règles, ces indications, sont-elles applicables à

tous? Nous nous hâtons de déclarer que non; et comme la sécheresse et l'humidité, le froid ou la chaleur sont favorables aux uns, nuisibles à d'autres, de même la différence dans la pression atmosphérique produit des effets divers, selon l'état de santé, les tempéraments et les habitudes. On voit d'ailleurs certaines constitutions soustraites à ces influences délicates, et, par exemple ces personnes, en assez grand nombre, qui sentent et pensent comme elles digèrent; que les orages physiques non plus que les accidents moraux ne troublent ni ne dérangent de leur voie accoutumée, et dont la vie renfermée dans la voie du positivisme ne connaît ni les écarts de l'imagination, ni les nuances multiformes de la sensibilité. Les réflexions précédentes s'appliquent principalement à ces natures, dirai-je malheureuses, dirai-je privilégiées? pour lesquelles la somme de bonheur et de souffrances est double, par leur manière de les ressentir; elles s'appliquent à ces sensitives intelligentes, pour qui, une épine légère, physique ou morale, est un dard acéré; à ces personnes, enfin, vouées à l'étude et à la contemplation, inquiètes du passé, soucieuses de l'avenir et plus ou moins effleurées par le *tædium vitæ*, qui pénètre dans leur cœur comme le ver dans le calice de la fleur ou dans le fruit mûri par l'été. C'est, nous n'en doutons pas, de ces personnes que le poète Tristam Shandy disait, sans penser que par une réflexion morale, il formulait une loi physique : « *La marée de nos passions monte et s'abaisse plusieurs fois par jour.* »

CHAPITRE V.

Habitata.

L'hygiène nous paraît devoir comprendre dans un chapitre spécial les lieux habités, *habitata*, l'habitation, *habitatio*, *habitaculum*; premier fondement de la société, premier élément de la civilisation, la maison, le lieu où l'on réside, *domus*, non seulement garantit l'homme des intempéries de l'air, et de la fureur des bêtes sauvages, elle offre encore le toit hospitalier qui réunit la famille, et le foyer qui réchauffe tous les cœurs.

J'emprunte un souvenir à l'année 1837-38, et au concours pour la chaire d'hygiène, vacante par la mort du baron Desgenettes: le jury était composé de MM. Orfila, président, Adelon, Bérard aîné, Chomel, Fouquier, Marjolin, Pelletan, professeurs de la Faculté, et de MM. Gasc, secrétaire, Delens, Londe, Renauldin et Pelletier, membres de l'Académie royale de médecine, tous, hélas! morts aujourd'hui. Voici quels furent les sujets de thèse, et les candidats à qui échurent les divers sujets :

Des principaux aliments envisagés sous le rapport de leur digestibilité et de leur puissance nutritive, par Trousseau ;

Des différents moyens de conservation des substances alimentaires ; comparer ces différents moyens sous le point de vue hygiénique, par Casimir Broussais ;

De l'usage et de l'abus des boissons fermentées et distillées, par Hippolyte Royer-Collard ;

Causes qui peuvent rendre insalubres les boissons ; moyens de reconnaître cette insalubrité et d'y remédier, par Rochoux ;

Des eaux stagnantes et en particulier des marais et des dessèchements, par Motard ;

De l'éclairage artificiel, considéré sous le point de vue de l'hygiène publique et de l'hygiène privée, par Briquet ;

Comparer la gymnastique des anciens avec celle des modernes, sous le rapport de l'hygiène, par Foissac ;

Dissertation sur les habitations privées, par Piorry ;

Hygiène de l'étudiant en médecine et du médecin, par Requin ;

Des inhumations et des exhumations sous le rapport de l'hygiène, par Alphonse Guérard ;

De l'hygiène des professions sédentaires, par Samson Alphonse ;

Les vêtements et les cosmétiques, par Ménière.

Ainsi donc, un jury pour un concours d'hygiène, composé de treize savants renommés, avait reconnu l'importance spéciale de la question des *habitations privées*, en la désignant comme sujet de thèse; c'est en grande partie ce souvenir même, et l'importance qu'elle a pris à notre époque comme question d'hygiène publique et sociale, qui nous ont engagé à la proposer spécialement dans le plan d'un traité d'hygiène, et à la joindre à la nomenclature de Boerhaave et de Hallé sous le nom de *habitata*. Ajoutons, que dans ce concours de 1837-38, plusieurs candidats se plaignirent qu'il fût accordé huit jours seulement, pour composer et faire imprimer des sujets scientifiques qui exigeraient des années de travail.

La thèse de Piorry sur les habitations privées se ressentit de cette précipitation, et dans un sujet étranger à ses études, ce clinicien célèbre laissa nécessairement à désirer comme plan et comme vue d'ensemble; aussi la question des habitations privées reste-t-elle à traiter presque en entier dans un ouvrage d'hygiène.

On comprendra que dans mon opuscule je ne fasse qu'effleurer une question aussi importante. La première habitation de l'homme fut l'asile des forêts, la grotte. La cabane et la tente ne furent que la seconde. A mesure que l'homme se multiplia, les demeures grossières furent abandonnées aux espèces sauvages; des maisons, des groupes de maisons, des villages, des villes s'élevèrent; c'est ainsi que, rapprochées par un intérêt commun, commencèrent les tribus, les peuples, les nations, les empires. L'architecture pourrait être regardée comme le degré de civilisation d'un peuple. Mais toutes les parties de la terre ne sont pas également habitables; les habitations doivent changer suivant la zone du ciel, et sous ce rapport il faut rappeler les grandes divisions climatériques qui sont : les régions polaires, les pays froids en dehors des régions polaires, les climats tempérés, les pays chauds, et les régions situées entre l'équateur et les tropiques.

On explique difficilement comment la terre s'est peuplée dans toutes ses parties, comment l'homme a choisi pour habitation ces régions inhospitalières, que pendant plusieurs mois n'éclaire point la douce lumière du soleil, où règnent des froids excessifs, des hivers perpétuels dont la rigueur épouvante la délicatesse de nos tempéraments. Nous étions peut-être dans la vérité en attribuant ce phénomène social au désir de l'esclave de fuir un joug odieux et de vivre libre. On rapporte en effet que des Northmans, fuyant la tyrannie d'Harold, quittèrent la Norvége et vinrent fonder en Islande la première colonie sous la conduite d'Ingolf. Ajoutons toutefois que le Kamtchatka, le Labrador, les côtes du Groënland se dépeuplent, et que l'Islande, malgré ses mines et ses pêches productives, malgré les efforts du Danemark pour améliorer le sort de ses habitants, est loin d'être en prospérité, et que cette colonie qui après 928 eut jusqu'à cent mille âmes, en compte à peine cinquante mille aujourd'hui.

Si on ne connaissait l'aveuglement de l'ambition de régner, même sur des neiges, on ne comprendrait pas que dans le XVIIe siècle la possession de quelques provinces en Laponie ait été la cause d'une guerre entre Christian IV et Charles IX. Des pays plus misérables encore à notre point de vue sont le nord de la Sibérie et le Groënland même, où s'établirent diverses colonies, une entre autres de frères moraves, pour favoriser la pêche danoise de phoques et de baleines. Sur les terres arctiques et dans une grande étendue de côtes, en Asie et surtout en Amérique, vivent les tribus des Esquimaux, les plus misérables et les plus abrutis des hommes. Voici en quels termes le commandant James Ross décrit leurs habitations : Ce sont des huttes entièrement en terre, enfoncées de trois pieds dans le sol et s'élevant de trois pieds au-dessus; le toit est en forme d'arcade, et toutes les ouvertures qui pourraient donner passage à l'air sont bouchées avec de la terre. On y entre par un canal long, étroit et presque souterrain; le sol est recouvert de peaux sur lesquels les insulaires s'assayent et dorment. Une de ces maisons est habitée par plusieurs familles, et chacune d'elles a une lampe faite avec une pierre creuse, suspendue au toit, et dans laquelle brûle la graisse de veau marin et de morse. Dans une seconde expédition, James Ross ayant abordé sur les côtes du Groënland, vit une ville d'Esquimaux, si l'on peut appeler ainsi une réunion de quarante huttes. C'est en quelques minutes que ces sauvages se bâtissent une habitation de neige. James Ross décrit leurs vêtements, leur gloutonnerie, leur malpropreté qui n'est surpassée que par celle des femmes. Aussi, nous Européens, nous hygiénistes, parvenons-nous difficilement à comprendre comment des êtres humains peuvent vivre, et vivre joyeux, dans ces tannières immondes et infectes. Il faut supposer que malgré le soin qu'ils prennent à fermer les huttes souterraines aux vents glacés du pôle, l'air arctique y pénètre cependant et a la vertu de neutraliser les miasmes délétères.

Au voisinage du cercle polaire, on s'étudie, dans la construction des habitations, à se garantir des risques du froid ; comme la plupart des villes boréales, Archangel et Astrakan même sont presque entièrement bâties en bois. Ajoutons cependant que pour d'autres considérations, dans un climat plus méridional, on a construit en bois la plupart des maisons; telles sont celles de Troyes, en Champagne, de la charmante capitale du Japon, Yédo, et de la plupart des villes de cet empire. Ainsi du royaume des Ashantis qui ne compte pas moins de trois millions de nègres, le palais du souverain est seul en pierre. Les maisons de Lima sont également en bois et en plâtre peints en pierre. Ce genre de constructions expose à de fréquents incendies.

La grandeur et la puissance éclatent dans les magnifiques villes de Saint-Pétersbourg, de Moscou aux trois cents églises surmontées de belles coupoles, de Copenhague, grand centre commercial, intellectuel et artistique ; de Stockholm, qui a mérité le nom de la *Venise du Nord* non seulement à cause de sa situation au milieu des eaux transparentes des îles et des presqu'îles qui l'enlacent, mais à cause de l'élégance des habitations et de la magnificence des monuments.

Les rues des villes du Nord sont en général très larges, droites et régulières ; cependant les rues de Moscou sont tortueuses et la plupart des maisons en style moderne, avec colonnes et balcons. Celles des pays méridionaux ont des dispositions opposées, laissant beaucoup à désirer sous le rapport de la propreté ; ainsi celles de Naples, de Barcelone, de Constantinople, en Europe, de Tiflis, d'Érivan, de Tauris, de Téhéran, en Asie, sont étroites, tortueuses et sales. Les habitants des premières cherchent à se garantir de la rigueur des hivers par de doubles fenêtres et de bonnes fermetures, ceux des secondes, au contraire, s'étudient à se mettre à l'abri des rayons du soleil et, le soir venu, aspirent sur les terrasses de leurs maisons un air froid et perfide, cause principale des ophthalmies d'Égypte. Ajoutons que la superbe ville de Damas, en Syrie, a également ses maisons en terrasse.

Il n'est pas rare de rencontrer dans l'Inde et la Cochinchine des maisons bâties de simples bambous, avec des couvertures de jonc et de paille de riz, offrant des planches et des poutres non équarries. Les demeures des Patagons ressemblent aux boutiques de nos foires. Dans les contrées sauvages du Nouveau-Mexique, on trouve des villages entiers dont les constructions sont en terre rougeâtre durcie au soleil, basses et sans ouverture extérieure, sans portes et sans escaliers; on monte par une échelle mobile sur des toits plats et en terrasse. Les ouvertures, portes et fenêtres donnent sur une cour intérieure, où l'on ne peut pénétrer que par une autre échelle. Chaque maison est ainsi un petit fort presque inaccessible. Des troupes de femmes et d'enfants, tous sales et laids, se tiennent sur les terrasses pour regarder les passants.

Ce n'est pas du reste le climat et le goût seulement qui dirigent le choix des habitations; il y a d'antiques usages que certaines races se transmettent sans changement de génération en génération; dans les hordes des Kirghis et des Mongols s'est conservé l'usage de se servir de tentes et de charriots comme habitation, ainsi que l signalaient, il y a trois mille ans, Hérodote et Hippocrat en parlant des Scythes. Les historiens et les géographe modernes, décrivant le peuple nomade répandu dans l Turkestan, disent qu'il est divisé en trois hordes : l grande qui a 70,000 tentes, la moyenne 65,000 et la pe tite 160,000. Chose très curieuse! On rapporte qu'à l première conquête de la Chine par les Tartares Mongols les vainqueurs plantèrent pour eux des tentes sur le places publiques et logèrent leurs chevaux dans les pala impériaux.

Du reste on trouve dans les pays les plus divers d très jolies villes parmi lesquelles on peut citer La Mecque Pékin, Mexico, La Haye, Amsterdam, Dresde, Manhein Carsrhue, Heidelberg, Turin, Florence, Palerme, Sévil enfin dont on a dit longtemps : *qui n'a pas vu Séville, n' rien vu.*

Si, comme le veut Bacon, un traité d'hygiène do comprendre un chapitre sur la volupté, et si avec ce homme célèbre il faut entendre par volupté, la pratiqu des beaux-arts, on devrait traiter de l'architecture soit e parlant des habitations, soit dans la septième partie qu comprend les passions ou les *percepta* de Hallé. Nou renvoyons l'examen de cette question aux professeu d'hygiène, tout en faisant observer que nous tenons l'a chitecture en aussi haute estime que la sculpture et qu la musique. Ainsi le pensèrent tous les peuples qui on consacré aux fastes de l'histoire, non seulement le *Jupite olympien* de Phidias et le *Colosse de Rhodes*, œuvre d Charès de Lindes, mais encore les *murs et les jardins su pendus de Babylone*, le *temple d'Éphèse*, le *temple de Jérusalem*, le *phare d'Alexandrie*, le *tombeau de Mausole*. On devrait comprendre parmi les merveilles du génie humain, Thébes et Memphis dont les ruines excitent encore une si juste admiration, tant de villes grecques et italiennes, Syracuse qui rappelle Hiéron et surtout Archimède, Rome la ville des miracles avec son colisée, jadis le plus magnifique amphithéâtre du monde, et la coupole de Saint-Pierre le plus admirable monument de l'architecture moderne.

L'hygiéniste plus modeste doit descendre de ces hauteurs, en ne s'occupant que du côté pratique de sa mission, des habitations privées.

Après la latitude et la hauteur au-dessus du niveau de la mer, on doit surtout considérer la position géographique et étudier l'influence sur la santé des pays de plaines et des pays de montagnes, la situation continentale ou maritime, auprès ou loin des lacs et des grands fleuves, etc. La plupart de ces considérations appartiennent à l'hygiène publique et au génie des législateurs. Ville asiatique et ville européenne tout ensemble, Moscou fut pendant plusieurs siècles la capitale d'un grand empire; la guerre de 1812 prouva que la Russie n'aurait pas été invincible, si Saint-Pétersbourg n'eût pas existé. En créant cette nouvelle capitale sur la Néva et près de son embouchure dans le golfe de Finlande, Pierre en fit une ville maritime et un boulevard pour ainsi dire inexpugnable. On ne doit pas moins admirer la situation d'Alexandrie, de Londres, d'Amsterdam, d'Alger, de Constantinople et de quelques autres villes maritimes.

Hippocrate a signalé le courage et la vigueur des montagnards. Les Marses étaient le peuple le plus brave de l'ancienne Italie, d'où le proverbe : *nec de Marsis, nec sine Marsis posse triomphari.* On pourrait dire la même chose de la patrie de Fingal et d'Ossian ; les montagnards sont très jaloux de leur indépendance. On trouve de nombreux exemples de longévité en Écosse. Les habitants des grandes plaines sont pasteurs et agriculteurs. Les vallées profondes, et principalement celles qui ne reçoivent que passagèrement les rayons du soleil, sont très insalubres. On y rencontre fréquemment les scrofules, le goître, quelquefois le crétinisme; la cause principale est la stagnation de l'air qui s'y engouffre et ne s'y renouvelle pas; une seconde cause, ainsi que nous le dirons plus loin, est la qualité des eaux presque toujours insalubres ; une troisième enfin est une alimentation grossière et insuffisante.

Tous les auteurs qui se sont occupés de statistique ont signalé ce fait important : l'habitation des villes où cependant sont réunis la richesse, le luxe, la propreté, de grandes maisons, de beaux palais, est infiniment moins salubre que celle des campagnes où tout fait défaut. Dans l'échelle de la longévité, les théologiens figurent au premier rang, les agriculteurs au second ; cela est vrai pour Londres comme pour Paris et les autres capitales. Par exemple, dans la période quinquennale de 1846 à 1850, on trouve 1 décès sur 4,197 habitants pour la France entière, 1 décès sur 3,732 pour les villes, 1 décès sur 3,235 pour Paris. Lorsque la transformation de la capitale en faisant ouvrir de grands boulevards et abattre un grand nombre de maisons, habitées surtout par la classe ouvrière, força celle-ci à chercher un refuge dans les campagnes voisines, on fut surpris de voir tout à coup la mortalité diminuer dans les familles d'ouvriers. Le nombre des décès est donc en raison de l'agglomération, c'est une des lois les plus générales de la mortalité. Elle ressort de tous les faits que l'on recueille dans les divers pays. La proportion de la mortalité est d'autant plus considérable que la population est plus dense ; les villes sont moins salubres que les villages, les villages que les habitations isolées, de sorte qu'il est permis de répéter avec l'auteur des Géorgiques :

O fortunatos nimium, sua si bona norint
Agricolas !

La France compte vingt millions d'agriculteurs sur une population d'environ trente-sept millions. Mais d'année en année, les campagnes se dépeuplent au grand détriment de la morale publique et de la véritable force d'un pays, la population des villes s'accroît quand il serait si facile aux gouvernements de remédier à ce mal et à ce péril.

Nous consacrerons quelques pages aux marais, et nous dirons d'avance qu'il n'est pas de plus terrible voisinage, de plus cruel danger pour l'habitant soit des villes soit des campagnes. Aucune région du globe n'est exempte de marécages ; mais ni Batavia, ni les bouches de l'Escaut, ni l'île de Walcheren n'ont acquis une aussi triste célébrité que les marais pontins. Cependant la vaillante nation des Volsques habita la contrée où ils se trouvent, et l'abbé Nicolaï y découvrit les vestiges de vingt-cinq villes. Est-ce la perte de leur indépendance ou l'invasion du marécage qui amena leur ruine? Le général Montholon rapporte qu'à Sainte-Hélène les marais engendrent la dyssenterie, l'hépatite et les fièvres intermittentes, et qu'on n'y voit pas un seul exemple d'un indigène ou d'un étranger qui ait dépassé l'âge de 60 ans.

Après le choix d'un lieu et d'une exposition salubres, il est très important qu'on n'emploie pour l'habitation que des matériaux la garantissant des injures de l'air et surtout de l'humidité. Il n'est pour ainsi dire aucune, dans les campagnes principalement, qui en soit préservée et c'est au grès tendre que doit être attribué ce vice irrémédiable, source de tant de maladies. On a prétendu récemment qu'un enduit de salicilate de potasse appliqué sur les murailles, les rendaient impénétrables à l'humidité; malheureusement cet heureux résultat ne s'est pas confirmé; on ne peut remédier qu'imparfaitement par les calorifères, les bonnes cheminées, les courants d'air à l'humidité. Les vieux moellons, les murs de terre, pêtris avec la paille, deviennent le réceptacle de miasmes dangereux. Telles sont cependant les huttes, ayant à peine cinq pieds de haut, des malheureux Fellahs, en Egypte. Les historiens rapportent qu'en abandonnant leurs cabanes, les premiers habitants de Rome se bâtirent des maisons avec la pierre et la tuile. Les architectes ont récemment proposé un système de casernes, où dans la construction entrerait une forte proportion de fer; l'expérience n'a point appris si ces bâtiments ne seraient pas exposés à être souvent frappés par la foudre.

Nous n'entrerons pas dans les détails techniques que nécessite toute habitation, et même la forme la plus modeste; nous ne saurions cependant assez insister sur le précepte de la séparer des écuries et des étables des animaux. Les propriétaires trop avides ne veillent pas assez sur cette séparation; la question des latrines est à l'étude; on sait les travaux exécutés à Londres, à Venise et dans quelques autres villes situées sur la mer et sur de grands fleuves. Les mesures entreprises à Londres n'empêchent pas l'infection de la Tamise, à certaines époques, l'invasion des maladies épidémiques et une mortalité exceptionnelle notamment pour la scarlatine et les fièvres typhiques, résultats évidents d'émanations putrides, venant des égouts non ventilés. On se rappelle les ravages du choléra de 1832, dans cette grande ville. Au mois de novembre 1858, les relevés officiels constataient une mortalité moyenne de 192 personnes par jour.

Les membres très éminents de l'Académie des sciences, les ingénieurs très habiles qui se sont occupés avec zèle de cette question d'hygiène publique, ne sont pas encore parvenus à proposer un système qui garantisse la salubrité des populations. Toutefois ce serait avec une douleur profonde, que nous verrions adopté le système barbare consistant à conduire à la Seine toutes les immondices d'une ville de deux millions d'habitants. Le nom du fleuve parisien ne provient-il pas de la salubrité même de son eau? Que doit-on penser du projet de l'infecter d'une manière irrémédiable, quand on devrait veiller à l'assainir encore?

On ne saurait assez applaudir à la création et aux travaux de la commission des logements insalubres. Il est plus facile en effet d'élever des monuments splendides, que d'assurer, comme on le doit, la santé du peuple, du pauvre, du travailleur. Cette commission poursuit ses investigations, et nous paraît bien loin d'avoir signalé l'intensité du mal. Il est dans notre conviction qu'il n'y a pas à Paris un dixième des loges de concierges, des chambres de domestiques et d'appartements d'ouvriers qui réunissent les conditions de salubrité nécessaires, et surtout celle d'une aération suffisante, consistant non seulement dans l'espace, mais encore dans deux ouvertures assez grandes pour assurer le renouvellement de l'air.

Au mois de janvier dernier, à l'occasion du naufrage d'un pêcheur, les journaux qui ouvrirent une souscription en sa faveur, décrivirent l'étroite et unique chambre où était logée sa pauvre famille, composée de onze personnes, dont une pauvre enfant agonisante, et le père affreusement blessé. Il faut être marin et connaître les secrets de l'arrimage pour loger tout le monde dans un réduit aussi restreint. Pour pénétrer dans cette masure, il fallait descendre au-dessous du sol ; le principal meuble était un lit presque à fleur de terre et creusé au milieu, à force d'avoir été piétiné.

On rencontre à Paris et dans la plupart des grandes villes en Europe, le même entassement de créatures vivantes dans des logements malsains, sans feu, sans pain, des haillons pour vêtement. Dernièrement un médecin rapportait avoir vu une femme accoucher dans la petite chambre, où son mari venait de rendre le dernier soupir. Les savants qui ont fait la peinture de ces bouges infects, de ces misères poignantes ont-ils exagéré la vérité? Je n'ai dit que la moitié de ce que j'aurais pu dire, s'écriait le célèbre Blanqui aîné. Un certain nombre d'économistes, Ricardo, Stuart-Mill sont des esprits faux, des sophistes dangereux. Mais Blanqui, ardent apôtre des pauvres et des ouvriers, avait le jugement le plus droit et le cœur le plus honnête qu'on puisse imaginer. Lorsque le gouvernement, issu de la révolution de février, justement préoccupé de la crise qui en fut la suite, réclama le concours de l'Institut pour sonder la profondeur du mal, l'Académie des sciences morales et politiques chargea Blanqui de visiter les principaux centres manufacturiers, Lille surtout, et de retracer fidèlement les tableaux dont il serait témoin. L'honnête économiste sait se garantir de toute exagération, et ne veut pas qu'on généralise des observations toutes locales et spéciales à une ville ou même à certains quartiers de la ville, et qu'on puisse en conclure que les populations ouvrières de la France entière n'habitent que des caves insalubres, comme celles de Lille, ou des greniers immondes comme ceux de Rouen. La misère du quartier Saint-Sauveur à Lille et du quartier Martainville à Rouen est navrante. Voici une citation exacte et tristement significative du travail du docteur Gosselet, médecin des hôpitaux de Lille, sur la mortalité des enfants dans les mauvais quartiers de cette ville, notamment dans la rue des Étaques, la plus effrayante de toutes par son insalubrité : « Il meurt, dit « cet honorable médecin, avant la cinquième année, un « enfant sur trois naissances dans la rue royale (le beau « quartier), 7 sur 10 dans les rues réunies, et, dans la

« rue des Étaques considérée seule, c'est, *sur 48 nais-*
« *sances*, 46 *décès avant trois ans que nous trouvons!* A ce
« fléau, il faut une barrière; il faut qu'en France on ne
« puisse pas dire un jour comme à Manchester, que sur
« 21,000 enfants, il en est mort 20,700 avant l'âge de
« 5 ans! En attendant, nous ne cesserons de répéter :
« là, à deux pas de vous, dans la demeure de l'ouvrier,
« *sur* 25 *enfants, un seul peut atteindre la cinquième*
« *année!* »

Accompagné du préfet du Nord, M. Durand Saint-Amand, notre ancien collègue, et de plusieurs membres de la chambre de commerce, Blanqui visita la plupart de ces caves, une à une, en interrogeant les spectres qui les habitent, en inventoriant le mobilier indescriptible qui s'y trouve, quand ce mobilier n'était pas, comme presque toujours, une affreuse litière d'ordures. En descendant dans l'une de ces caves, le préfet fut tellement suffoqué par l'odeur méphytique qui s'en exhalait qu'il dut remonter précipitamment au grand air, il faillit s'évanouir. Les membres du conseil municipal et de la chambre de commerce voyaient, en frémissant, ces horribles lieux pour la première fois : *Ah! si je publiais*, ajoute Blanqui, *ces sinistres inventaires, rue par rue, cave par cave, d'après mes notes écrites sur place, au crayon, personne ne voudrait y croire! Je n'en croyais pas mes propres yeux, presque mouillés de larmes en écrivant.*

C'est un devoir pour la société, pour les gouvernements de remédier aux conditions inhumaines et immorales du logement des ouvriers et des classes pauvres. Mais il ne suffit pas de créer des cités ouvrières, telles qu'on en bâtit à Varsovie, à Londres et à Paris ; on ne peut détruire la misère d'un trait de plume ou par une loi. Il faut qu'un gouvernement se persuade qu'il a pour devoir sacré de protéger l'indigent et le faible, plus encore que le riche et le fort. Il faut qu'il ouvre des écoles non moins que des hôpitaux pour les malades et des asiles pour la vieillesse ; il faut enfin que les charges sociales soient proportionnellement égales pour tous, et que les récompenses, honneurs et richesses, soient l'apanage du mérite et des services rendus.

CHAPITRE VI.

Ingesta ou des aliments et des boissons [1].

Alimentum est omne quod nutrit, l'aliment est tout ce qui nourrit. Ces deux grandes divisions, ***circumfura*** et ***alimenta*** sont les plus importantes de l'hygiène. Dans notre ouvrage : ***De l'influence des climats sur l'homme*** (tome Ier, page 187), nous avons traité la plupart des questions qui se rattachent à l'alimentation; nous n'y reviendrons pas avec détail, en nous contentant ici d'un très petit nombre d'observations. Hippocrate, Celse, Dioscoride, Galien sont les auteurs qui ont écrit avec le plus de sagacité et de profondeur sur la nature des ali-

[1] La question des falsifications des substances alimentaires appartient à l'hygiène publique. Citons un seul exemple. La préfecture de police vient de publier le résultat des opérations du laboratoire municipal pendant le mois de mars 1882. Nous relevons les chiffres suivants :

Sur 494 specimens de vins soumis à l'expertise, 111 ont été reconnus bons, 179 mauvais et 29 nuisibles. Pour le lait, 77 mauvais et 2 nuisibles et 75 bons sur 238 spécimens. Pour les beurres, sur 27 spécimens, il y en eu 10 bons et 17 mauvais.

Les échantillons de conserves, de confitures, de matières colorantes pour substances alimentaires, ont tous été reconnus mauvais et nuisibles.

ments et sur le régime. Ils ont été imités par Oribase, Aétius, Paul d'Égine, les médecins arabes et un grand nombre d'auteurs allemands, anglais, français, italiens, parmi lesquels on doit citer principalement le savant Arbuthnot, médecin de la reine Anne, de Swift et de Pope, dont l'*Essai sur les aliments*, ne laisse rien à désirer sous le rapport de l'érudition et de l'excellence des préceptes, ainsi que celui plus récent de Latheby intitulé *les Aliments*, traduit par M. l'abbé Moigno.

Un traité d'hygiène qui a la prétention de s'élever au-dessus des idées courantes de la science, peut rechercher si les premiers habitants de la terre firent usage des mêmes aliments que les espèces sauvages, et si l'expérience seule leur apprit ceux qui étaient nuisibles et ceux qui leur étaient favorables. Faut-il croire avec Diodore de Sicile qu'ils mangèrent sans apprêt, dans les champs, les fruits et les herbes qui y croissent sans culture, avec Plutarque que les Argiens, conduits par Inachus, couraient les forêts pour y trouver les poires sauvages dont ils se nourrissaient, avec Elien que les figues étaient la nourriture des Athéniens, les glands celle des Arcadiens? Galien pense avec divers auteurs que sous le nom de glands il faut comprendre la plupart des fruits à coque, tels que celui du hêtre, celui du noyer et du châtaignier, et que telle fut en effet la nourriture des premiers hommes avant que des dieux bienfaisants eussent enseigné l'agriculture et l'usage du pain. Hippocrate attribue à cette nourriture grossière un grand nombre de maux, et ce fut pour y remédier et pour les prévenir que les hommes guidés par l'expérience et le raisonnement, s'attachèrent à découvrir et à suivre un genre de vie mieux adapté à leur coustitution. Du reste les historiens et les philosophes s'accordent à dire que dans les premiers âges du monde, on ne se nourrissait pas de la chair des animaux. Selon Diodore de Sicile, quelques peuples anciens tiraient leur nom du genre de leur alimentation; tels étaient les Ichthyophages sur les côtes de la mer Rouge, les Chélénophages ou mangeurs de tortues de quelques îles de l'océan indien, les Rizophages ou mangeurs de racines de l'Ethiopie, les Hylophages ou mangeurs de branches d'arbres, les Spermatophages ou mangeurs de semences, etc.

Si comme cela n'est pas douteux, certains aliments ont été les causes de quelques maladies, certains autres ont pu les guérir. Les hygiénistes comme les physiologistes les ont divisé en ceux qu'on tire du règne végétal et en ceux qui proviennent du règne animal. Ils sont destinés à réparer les pertes journalières que produit au sein de l'économie le fonctionnement de la vie, dont l'opération ultime est la nutrition. Il est donc nécessaire que l'économie trouve dans les aliments tous les matériaux qui entrent dans la composition de nos humeurs, de nos tissus, de nos organes et qui, devenus impropres à la vie, sont rejetés par les excrétions diverses. Entre ces matériaux deux sont essentiels; l'un représenté par les aliments de calorification qui fournissent le carbone, l'autre contenant l'élément plastique et nutritif qui est contenu dans les substances azotées. Le premier est tiré principalement du règne végétal où dominent la fécule et le sucre, le second du règne animal où abonde surtout l'azote. On peut établir comme principe absolu que les substances nutritives sont toutes azotées. Mais ce n'est pas seulement dans la chair des mammifères, des oiseaux et des poissons que se trouve la substance propre à l'assimilation. On la rencontre également dans la plupart des végétaux et des fruits, le blé principalement qui à côté de la fécule, substance éminemment respiratoire, contient le gluten, très riche en azote, offrant par conséquent un aliment complet, capable d'entretenir la vie et de fournir à nos organes chaleur et force.

Le célèbre travail de Gay-Lussac et de Thénard a plus d'intérêt pour la chimie que pour l'hygiène. Nous rappelons comme plus approprié à cette dernière science celui de M. Dumas. Dans son *Essai de statique chimique*, ce savant divise les aliments en trois classes : 1° aliments d'assimilation, fibrine, albumine, caséum ; 2° aliments solubles de la respiration, sucre, amidon, acides ; 3° aliments solubles de la respiration susceptibles d'être emmagasinés à cause de leur peu de solubilité, les corps gras de diverses natures, qui au besoin fourniront la chaleur nécessaire à l'organisation. Il faut joindre l'alcool et la gomme à la liste des substances respiratoires.

Le lait, la viande et le pain passent pour les seuls aliments complets, parce qu'ils contiennent les deux principes indispensables pour l'entretien de la vie, le carbone et l'azote. Les œufs même ne sont pas un aliment complet, ne renfermant pas de fécule ; mais l'albumine dont ils sont composés, le soufre, l'iode et le phosphore qu'ils contiennent en font un aliment très nutritif. On trouve dans le règne végétal un grand nombre de succédanés du pain, et que l'agriculture fournit avec abondance à certaines contrées déshéritées du blé ou qui n'ont pas cette graminée en assez grande quantité, tels sont le seigle, l'avoine [1], le maïs, l'épautre, le manioc, et dans un rang inférieur, la pomme de terre, le riz, le fruit de l'arbre à pain, les châtaignes, les dattes, les figues et quelques autres produits de la terre. Les chimistes refusent au riz le titre d'aliment complet. Il est vrai qu'il contient une très petite quantité d'azote; les Asiatiques, Persans, Chinois qui, sous le nom de pilau, en font les délices de leur table, en l'acommodant de plus de quarante manières différentes, y mêlent parfois une substance animale. Mais il n'est pas prouvé que cette précieuse graminée ne puisse suffire à l'entretien de la vie. A côté de ces céréales viennent se placer quelques graines de la famille des légumineuses: haricots, fèves, petits pois, lentilles qui renferment, indépendamment de la fécule, un principe azoté analogue à la viande. La chicorée, les épinards, l'oseille, les carottes, les navets sont très peu nourrissants. Mentionnons comme d'ex-

[1] Suivant une vieille chronique, Jean de Sainte-Catherine, qui prolongea ses jours sans aucune indisposition jusqu'à 120 ans, attribuait cette longévité à l'usage d'une liqueur de son invention appelée *avenat*. Pour la faire, on prend une livre et demie d'avoine nouvelle entière et bien lavée, une poignée de racines fraîches de chicorée ; on fait bouillir dans douze pintes d'eau de fontaine jusqu'à réduction de moitié; on passe en ajoutant une demi-once de nitrate de potasse et six onces de sucre. On fait bouillir de nouveau. On couvre la liqueur et on laisse reposer 24 heures. On verse dans des vases de terre qu'on bouche la liqueur qui surnage. On prend deux verres de cette liqueur le matin, deux l'après-midi ou le soir, à deux ou trois heures du repas. On continue pendant un mois et on renouvelle cette cure trois fois par an : au printemps, dans la canicule et en automne. Fr. Hoffmann a publié une dissertation sur cette liqueur.

cellents végétaux la moëlle du sagoutier, les ignames, les bananes et les noix de coco, aliments les plus usités, d'après Bougainville, à l'archipel des *Amis* et à celui des *Navigateurs*.

Il serait oiseux de poser la question suivante : l'homme est-il par destination carnivore ou frugivore? L'hygiène et l'expérience d'abord, puis en examinant la forme de ses dents et la structure de l'appareil digestif, la physiologie prouvent qu'il est omnivore. Nous désirons toutefois appeler l'attention des savants sur une question qui n'a jamais été examinée. Les habitants des régions polaires et des contrées boréales auraient besoin de trouver dans leur nourriture les substances qui engendrent la chaleur, c'est-à-dire la fécule et le sucre ; ils ne recherchent que le poisson, le bœuf musqué, le morse, le renne, toute chair crue et saignante dont ils mangent gloutonnement des quantités effrayantes. La ration accordée par la compagnie d'Hudson se compose de huit livres de viande, ou douze livres de poisson, ou bien deux livres de pemmican, préparation indienne qui sous un petit volume contient une grande quantité d'éléments nutritifs. Kennedy et Smith avaient vu souvent dans la chasse au renne boire le sang de l'animal ; c'est presque général dans la baie d'Hudson, et Smith disait à Bellot, qu'excité par la chasse, il avait fait comme tout le monde et avait trouvé le sang du renne délicieux. Les indigènes boivent avec délices des verres d'une graisse rance et nauséabonde, aliments respiratoires ; à plusieurs reprises les Esquimaux témoignèrent de l'éloignement et de l'aversion même pour le biscuit que leur offrirent les matelots de James

Ross. La découverte des fonctions glycogéniques du foie qui a immortalisé le nom de Claude Bernard fait comprendre, que la chair des animaux peut se convertir en glycose et engendrer aussi la chaleur; mais le goût exclusif et passionné pour la viande s'explique-t-il par l'effet de l'habitude contractée dès l'enfance? D'un autre côté, les habitants des régions méridionales ont une préférence marquée pour les fruits sucrés et la nourriture végétale que la nature leur prodigue avec tant d'abondance. N'y a-t-il pas une contradiction flagrante entre le goût des peuples du Nord pour la viande et ceux du Midi pour la diète, qui engendre et favorise la calorification?

Quant à la quantité d'aliments que consomment les divers peuples, il est prouvé qu'elle va diminuant des pôles à l'équateur. Là elle est imposée par la necessité; ici, quand on voit des exemples contraires, il faut en accuser l'intempérance. Bougainville rapporte que les femmes de Tahiti sont très gloutonnes. La quantité de poisson ou de chair crue que mangent les habitants de la Sibérie et des régions arctiques est, avons-nous dit, effroyable; Ross, Parry, Bellot, Wrangell parlent de vingt livres en un seul repas. Sur la fin des hivers, dit l'amiral Wrangell, l'imprévoyance étant le défaut de cette race et les aliments étant épuisés, on voit des multitudes affamées de Toungoures et de Youkaïres venir mendier dans les rues des villages russes qui bordent la Kolima; l'œil hagard, pâles, décharnés, rencontrent-ils le cadavre d'un renne, ils se jettent sur cette proie immonde et la dévorent.

Les Russes sont plus grands mangeurs que les Allemands et les Anglais. On lira avec intérêt dans Saint-Simon la description des repas de Pierre *le Grand* et des officiers de sa suite à Paris. Les Espagnols sont le peuple le plus sobre d'Europe, et cependant quand une partie des troupes de cette nation s'abattait dans une contrée de l'Amérique, ils en avaient promptement épuisé les provisions, tant les Indiens mangeaient peu. La nourriture, par jour, d'un Espagnol suffisait à l'Indien pour une semaine. La sobriété des Arabes est proverbiale, et de même qu'en Amérique, les vivres consommés en un jour par une seule famille de l'Occident feraient vivre pendant une semaine une famille de nomades en Orient. Nous lisons dans Xénophon que les Perses de Cyrus étaient sobres et braves; les Arabes employés à l'isthme de Suez étaient remarquables par leur grand travail et leur excessive sobriété. On objectera peut-être les athlètes de la Grèce, et à Rome les Apicius, les Marc Antoine, les Claude, les Vitellius, les Héliogabale, les Albinus. Mais on ne peut citer ces monstruosités comme règles et des écarts vicieux comme lois de la nature.

La digestibilité, la puissance nutritive et par conséquent l'utilité des substances alimentaires sont très diverses. Celles qui sont tirées du règne animal fournissent sous un petit volume le plus de matière alibile; entre les principes dont elles sont composées, la fibrine, l'albumine, le caséum et surtout l'osmazone jouissent seuls de cette propriété. Le bœuf et le mouton réunissent toutes les conditions que l'on recherche dans une bonne nourriture. Le veau a peut-être moins de valeur.

L'agneau qui a tété six mois, ainsi que le jeune chevreau, sont agréables et d'une digestion facile. Le cochon et le sanglier moins faciles à digérer n'ont pas une chair aussi nutritive que le bœuf et le mouton. Le chevreuil âgé d'un an à dix-huit mois est un aliment exquis, la chair du jeune cerf est tendre et sapide, le lièvre est nourrissant et très agréable; le lapin de garenne n'a point la chair blanche et molle que vante ironiquement la satire de Boileau.

Non moins nourrissants, mais d'une chair plus délicate, le jeune poulet, la jeune poule, la pintade, le canard domestique et sauvage, le pigeon sont plus recherchés que les viandes dites de boucherie. Le faisan et le coq de bruyère sont plus estimés encore. Quoique moins riches en principes réparateurs, mais en raison du fumet que leur communiquent la vie sauvage et leur genre de nourriture, les fins gourmets apprécient particulièrement le râle de genêt, l'ortolan, l'alouette, la caille, la gélinotte, la bécasse, la bécassine, le pluvier doré, la perdrix, la caille enfin dont un des plus célèbres gourmands de l'antiquité, Lucullus, faisait ses délices. Le paon, l'outarde, le merle, le vanneau servent encore d'aliments, ainsi que la sarcelle, la poule d'eau, le cygne, l'hirondelle de mer, proscrits par la loi de Moïse et rarement employés.

Suivant les appréciations les plus justes, la mer forme les trois quarts et peut-être les quatre cinquièmes de la surface du globe; elle contient dans ses abîmes une prodigieuse quantité d'animaux. Les fleuves en outre renferment un nombre infini de poissons qui servent à l'alimentation et fournissent à l'homme, aux riverains surtout, une nourriture aussi saine qu'agréable; la pêche et la chasse sont les seules occupations et la seule ressource des races malheureuses qui habitent les contrées polaires. En raison de sa composition chimique, le poisson est la chair qui nourrit le moins. Plusieurs espèces très délicates figurent sur nos tables et sont d'une très facile digestion; on estime particulièrement et avec raison la truite, le saumon, le turbot; l'alose, la perche, l'ombre, la lotte, le maquereau, la sole, la dorade, le merlan, la limande sont aussi d'excellents poissons. On estime moins, et sont regardés comme lourds le rouget signalé par les anciens comme le roi des poissons, la loche, la lamproie, la brême, la carpe, le brochet, l'esturgeon même dont les œufs, connus sous le nom de caviar, salés et conservés, sont très estimés dans les pays du Nord. A l'état frais la morue, le thon, le hareng et la sardine seraient très agréables, s'ils n'étaient réservés presque exclusivement, soit pour les voyages de mer à long cours, soit pour les époques de l'année où ils deviennent une ressource, quand les autres aliments font défaut. Les fruits exceptés, la plupart des aliments s'améliorent et deviennent plus salubres par la cuisson. Les trois règnes fournissent à l'hygiène et à l'art culinaire diverses substances peu nourrissantes par elles-mêmes, qui aiguillonnent l'appétit, stimulent l'appareil digestif, favorisent l'absorption et la nutrition peut-être. On peut regarder comme un bienfaiteur du genre humain celui qui lui apprit l'usage de l'hydro-chlorate de soude, si ancien et si général qu'Homère prétend qu'Ulysse avait été condamné à être errant sur les mers jusqu'il arrivât chez un peuple qui ne se servît pas de sel.

Les condiments tirés du règne végétal sont les champignons, qu'on peut comprendre aussi parmi les mets les plus délicieux et que Néron appelait un mets des dieux parce qu'il lui avait servi à empoisonner Claude; les truffes, aliment et condiment esquis; le sucre, qui mérite d'être apprécié au-dessus de tous les autres. Nous citerons comme véritables condiments la moutarde, le poivre, le piment, le vinaigre, le verjus, la canelle, le gingembe, la muscade, la girofle, la vanille, plusieurs plantes aromatiques, les câpres, l'ail, l'ognon, le poireau, le persil, l'estragon, le raifort, la civette, etc. Nous craindrions, en prolongeant cette nomenclature, d'empiéter sur l'art culinaire. Moins nombreux, on peut réduire les condiments tirés du règne animal au beurre, à la graisse, au miel, et dans un autre ordre de condiment les anchois, les sardines, les huîtres marinées, le thon, etc.

L'eau est la boisson la plus répandue et quelques peuples n'en connaissent point d'autre. Par une innovation que je n'eus pas lieu de regretter, je consacrai à l'eau l'une des cinq parties de mon *Traité de météorologie*. Les anciens la considéraient comme un élément. La lune n'ayant ni eau ni air, la vie n'y existe pas et probablement n'y a jamais existé. La chimie moderne a démontré qu'elle est formée par 88,29 parties d'oxygène et 11,71 d'hydrogène; elle se réduit en vapeur à la température de 100° et passe à l'état solide à celle de zéro. Une eau de bonne qualité présente les caractères suivants : elle contient de l'air, et l'on s'assure qu'elle est aérée, lorsqu'en élevant sa température on voit s'en dégager des bulles de ce fluide. Elle doit en outre renfermer une très petite quantité de sulfates, d'hydrochlorates et de carbonates, ainsi que de l'iode. La bonne eau de source marque avec très peu d'écart la température moyenne d'une contrée, et doit paraître chaude en hiver et froide en été. Elle se trouble à peine par le nitrate d'argent et la solution d'hydrochlorate de baryte. Elle doit être limpide, sans odeur et ne contenir aucune matière organique. L'eau de pluie ressemble à l'eau distillée et contient cependant de l'air; on emploie avec avantage celle qu'on recueille après les premières ondées, qui entraînent les moucherons et les poussières contenus dans l'atmosphère. Pour ne pas nuire, l'eau provenant de la fonte des neiges et de la glace doit être vivement agitée, afin de récupérer l'air que la congélation lui a fait perdre. Après avoir cheminé sur un lit de cailloux et de sable, l'eau des fleuves et des rivières, quoique sujette à changer de température dans les diverses saisons, est l'une des plus pures, des plus légères, des plus salubres, quand elle n'est point infectée par les résidus des grandes villes ou des fabriques. On doit s'abstenir de l'eau des étangs et des marais; mais il sera toujours prudent de filtrer les eaux dont la chimie et l'hygiène, c'est-à-dire la science et l'expérience, n'auront pas démontré la salubrité.

On rapporte qu'après avoir visité ses malades opulents, le savant Hecquet descendait à la cuisine embrassait les cuisiniers et les chefs d'office, en leur disant : *Merci, mes amis, merci! sans vous, sans votre art empoisonneur, la Faculté irait à l'hôpital.* Pour ce médecin dont la réputation était si grande qu'il ne pouvait suffire à son immense clientèle, l'eau était le plus puissant des remèdes. Malgré l'anathème formulé par Anacréon contre les hydropotes, les quatre cinquièmes des hommes ne boivent que de l'eau. Fraîche et limpide, elle restera toujours la boisson la plus saine et la plus salutaire des tisanes. Tissot la recommande surtout aux gens de lettres exténués par les veilles et les travaux du cabinet; elle facilite la digestion, favorise toutes les épurations, délaie le sang, provoque la sueur, excite une diurèse abondante, purge sans fatigue. Combien de maladies guéries par l'eau prise avec abondance, ainsi qu'en rapportent tant d'exemples Celse, Galien, Zacutus Lusitanus, Frédéric Hoffmann, etc. ! Démosthènes, Zénon, Locke, Haller, Milton étaient buveurs d'eau. Vaidy, atteint d'une pneumonie chronique et d'une expectoration sanguignolente opiniâtre, n'en fut délivré qu'en renonçant au travail du soir et en adoptant l'eau comme unique boisson ; plusieurs fois cédant aux instances de ses amis, il voulut prendre quelque cueillerées de vin : aussitôt apparaissaient une toux vive et une douleur poignante à la poitrine. La goutte est plus fréquente chez les hommes que chez les femmes; elle attaque principalement les personnes adonnées aux boissons fermentées et distillées.

Omar Ier, le plus grand capitaine qu'ait produit l'islamisme, pratiquait toutes les austérités prescrites par l'alcoran. Il se bornait dans sa table au strict nécessaire, se nourrissait de pain d'orge et ne buvait que de l'eau. Sa santé lui promettait une longue carrière; il fut tué par un fanatique à l'âge de 63 ans. Agésilas, Charles XII n'étaient pas moins sobres.

Aucun philosophe ne surpassa Gassendi en science, en vertus et en sobriété. Émule de Kepler et de Galilée, il avait adopté la doctrine atomiste; saint Thomas n'était pas plus appliqué à l'étude, ni saint François plus austère. Voué à la secte pythagoricienne, il refusa, mourant, de rompre le jeûne du carême. Christien Wolf ne fut pas un savant moins universel, ni un philosophe moins vertueux: Descartes, Leibnitz, Newton étaient ses modèles. Réglé dans ses mœurs, content de ce qu'il avait, il mangeait peu, et l'eau était son unique boisson. Touché de ce rare mérite, le roi de Suède, le priant de lui demander quelque grâce, le sage vieillard répondit: *Je n'ai besoin de rien.* Exempt d'infirmités, toujours appliqué à l'étude, il s'éteignit à l'âge de 86 ans.

Ainsi que nous l'avons dit ailleurs, l'eau calme et ne stimule pas; compagne inséparable de la sagesse et de la modération, elle laisse les passions en repos. L'homme ne se contente pas d'un aliment réparateur; il recherche la satisfaction de la sensualité, et surtout les excitants qui activent le jeu des fonctions, doublent momentanément ses forces et le font vivre par la multiplicité des idées et des images. Le premier usage que l'homme fit du vin produisit l'ivresse, l'insulte d'un fils à la majesté paternelle et par représailles la malédiction de l'enfant coupable. Cet exemple, pour ainsi dire symbolique, ne semble-t-il pas devoir prémunir l'homme contre l'usage d'une boisson qui, par l'excès, ruine la santé, trouble la raison et peut devenir la source de tant de malheurs et de tant de crimes. Le meurtre de Clytus fut dû à l'ivresse. A la suite d'une orgie, où l'on avait bu au delà du nécessaire, Cambronne étant à Strasbourg, chef de bataillon, donna un soufflet à l'un de ses camarades, et s'étant battu en duel avec lui, eut le malheur de le tuer; il en éprouva un si vif chagrin, qu'il jura de ne plus boire ni vin, ni liqueur, et il tint parole.

L'usage de l'eau n'enlève rien au courage, et n'ôte rien à la force : le soldat romain en campagne ne buvait que de l'eau légèrement acidulée avec le vinaigre. César était très indifférent sur la qualité des mets, très modéré sur l'usage du vin, le premier, disent les historiens, qui ont entrepris *sobrium* (à jeûn) de renverser la république. A la bataille d'Actium, M. Vipsanius, Agrippa, très sobre également, l'emporta sur Marc-Antoine, l'*ivrogne*. Au temps de leurs prospérités, les Turcs fidèles au précepte de l'Alcoran, étaient très forts, très vigoureux; leurs armées conquirent l'Asie et firent trembler l'Europe. Leurs capitaines, leurs grands hommes ne sont point inférieurs à ceux des peuples européens, témoins Amurat, Soliman, Mahomet II, Saladin, etc. Amurat IV permit l'usage du vin et mourut à 31 ans d'ivrognerie et de débauches. Sélim fut appelé l'*ivrogne*; il perdit la bataille de Lépante et, couvert d'opprobre et de mépris, mourut dans un âge peu avancé. Hippocrate l'a dit avec justesse : *famen vini potio solvit*. A côté de sa vertu tonique, nous nous abstenons de rappeler les maladies et les vices engendrés par l'abus du vin, des alcooliques principalement.

Le régime alimentaire est la moitié de l'hygiène. Ainsi

que l'établissent tous les physiologistes, l'homme est omnivore. Deux sortes d'aliments sont indispensables à l'entretien de la vie. A l'état moyen, l'adulte perd journellement 300 grammes de carbone et quinze grammes d'azote environ; or ces quinze grammes d'azote et ces 300 grammes de carbone sont représentés par 150 grammes de viande, et par 750 grammes d'une matière où le carbone domine. Si les femmes, les enfants, les malades en consomment une quantité moindre, cette moyenne serait pourtant insuffisante pour tout homme livré à de forts exercices; la ration réglementaire du soldat français est ainsi composée :

Viande fraîche.	250 gr.
Pain de soupe.	250
Pain de munition.	750
Légumes frais ou riz. . .	180
Sel.	15

Cette ration représente 160 grammes environ de matières azotées sèches et 800 de matières non azotées. En campagne, on ajoute à cette ration un seizième de litre d'eau-de-vie ou un quart de litre de vin.

On prend habituellement cette nourriture en deux ou en trois repas. Bourdaloue, le premier orateur de la Chaire française, après Bossuet, jouissait d'une santé excellente, malgré l'étude, la fatigue et les travaux de la prédication; il avait été chargé dix fois de prêcher l'Avent ou le Carême devant Louis XIV et toute la cour. Un médecin lui ayant demandé par quel régime il était parvenu à se porter si bien : *en ne faisant qu'un repas par jour*, répondit Bourdaloue. « Ne dites pas votre secret, reprit le médecin, si tout le monde faisait de même, la Faculté serait ruinée[1]. » L'usage a fait rejeter le principal repas à la fin du jour, après les affaires. Dans les gouvernements représentatifs, on a d'abord dîné à six heures après la fermeture des Chambres, puis à sept et enfin à huit. Le maréchal Soult prenait deux bouillons de poulet à six heures du matin, et puis ne faisait qu'un seul repas à huit heures, consacrant le reste de la soirée au Whist. Néanmoins, pendant ses divers ministères, il donnait ses audiences à cinq heures du matin. Lorsqu'en 1814, je vis pour la première fois ce capitaine célèbre, le dos courbé, allant dès l'aube visiter les fortifications qui lui permettraient de combattre victorieusement avec une poignée de Français une nombreuse armée anglo-espagnole, le maréchal Soult me parut un vieillard. Eh bien, ce vieillard précoce remplit l'année suivante les fonctions de chef d'État-major général à Waterloo ; puis nous le retrouvons au ministère de la guerre, chef du cabinet, ministre des affaires étrangères, infatigable, affrontant la tribune, et suffisant à tout, à 35 ans de distance, depuis l'époque où il me paraissait un vieillard sur le champ de bataille de Toulouse.

Il y a moins d'inconvénients, selon Hippocrate, à manger au delà du nécessaire qu'à manger moins qu'il ne faut. Toute nourriture insuffisante se traduit aussitôt par une diminution du poids du corps. Mais l'homme riche mange presque toujours au delà du nécessaire, tandis que l'homme livré à de violents travaux mange rarement

[1] Cette boutade n'est pas juste ; Bourdaloue mourut à 70 ans, de l'excès de travail.

assez. Cependant la physiologie et l'hygiène n'expliquent ni comment la santé résiste à d'affreux écarts de régime, ni comment la vie se prolonge malgré l'inanition absolue au delà des limites assignées par la science. M. le professeur Bouchardat fait observer très judicieusement que l'économie animale possède d'admirables ressources pour économiser les matériaux qui sont en trop faible quantité ou pour modifier la nature de ceux qui sont en excès. Mais ces ressources, ajoute ce savant hygiéniste, il ne faut point en abuser en santé et encore moins quand on est malade (Nouveau form. 23e édition 1881).

Des savants très recommandables ont laissé des traités estimés, Platine de Crémone sur la cuisine du XVe siècle, La Bruyère de Champier sur celle du XVIe et Melchior Sebiz sur celle du XVIIe. A notre époque où la chimie a fait de si grands progrès, la cuisine est devenue une science succédanée de l'hygiène; si elle n'entre pas encore dans le programme du baccalauréat, elle figure dans celui du brevet pour l'instruction primaire; les *classiques de la table* ornent quelques bibliothèques. Le marquis d'Aigrefeuille voulait qu'on instituât une académie de la *gueule*. On doit à un charmant esprit, Brillat-Savarin, cet axiome célèbre : *dis-moi ce que tu manges, je te dirai ce que tu es*. Il apprit à ne pas mépriser le gourmand, en le définissant : *un homme d'esprit qui sait manger*. Aussi quelques médecins ne rougirent-ils pas d'avoir le double mérite, *de bien savoir et de bien vivre*; tels furent Orfila, Corvisart, Broussais, Royer-Collard, et un grand nombre d'autres que je renonce à citer. Mais ils n'eurent jamais la prétention d'égaler les puissants de la terre, illustrés dans les phases de la gastronomie, un Louis XIV qui ne mangeait jamais moins de trois assiettes de bonne soupe, le Grand Condé, le Régent, le prince de Soubise, Talleyrand, l'Archi-Chancelier Cambacérès, Fontanes, l'empereur Alexandre, le roi Murat, Junot, lord Castlereagh, de Cobentzel, inventeur de l'entremets délicieux le *Koukoff*, Georges IV, Louis XVIII et son fidèle Achate, le duc d'Escars, qui eut l'honneur de mourir d'une indigestion de pâtés de truffes à la purée d'ortolan, préparés par Sa Majesté; avant de rendre le dernier soupir, il s'informa des nouvelles du roi, qui dit en apprenant cette nouvelle : « J'avais toujours pensé que j'avais un meilleur estomac que lui. » Il faut citer encore le marquis de Cussy, la plus savante fourchette de l'empire; Grimod de la Reynière surnommé le Corneille de la cuisine française, à qui l'on doit huit volumes de l'*Almanach des Gourmands;* le vénérable Henrion de Pansey, premier président de la cour de cassation, le véritable auteur de l'aphorisme qui troubla le sommeil des Arago et des Leverrier, en disant : *la découverte d'un mets nouveau fait plus pour le bonheur de l'humanité que la découverte d'une étoile* [1].

On a dit plaisamment : *modicus cibi, medicus sibi. Rien de trop*, était la maxime favorite des anciens sages; la frugalité caractérisa les plus illustres philosophes, Pythagore, Empédocle, Anaxagore, Zénon, Épictète, etc. Ce fut en pratiquant cette vertu que Socrate, suivant Diogène-

[1] Zimmermann, appelé auprès de Frédéric II, crut devoir reprocher au cuisinier de mettre trop de recherche dans les mets qu'il préparait au roi, et de lui donner ainsi des indigestions continuelles. « Monsieur, répondit fièrement le cuisinier; c'est à moi à faire manger mon maître, c'est à vous de le faire digérer. »

Laërce, ne fut jamais atteint de la peste qui ravagea souvent Athènes. Platon se trouvant à un banquet fastueux donné en son honneur, fit la plus amère critique de cette prodigalité en ne mangeant que des figues. Saint Clément d'Alexandrie s'élève avec vivacité contre l'intempérance des Romains : « Les murènes des mers de Sicile, dit-il, les anguilles du Méandre, les chevreaux de Mélos, les huîtres d'Abydos, les turbots de l'Attique, les grives de Daphné, les figues de Chélidoine, pour lesquelles le perse stupide envahit la Grèce ; enfin les oiseaux du Phase, les paons de Médie, ils achètent et dévorent tout. »

Un banquet de Lucullus, dans la salle d'Apollon, coûtait quarante mille francs. Tibère ayant envoyé au marché un rouget de quatre livres qu'il avait reçu en présent, deux gourmands célèbres se le disputèrent; il échut à l'un d'eux pour 974 fr. de notre monnaie.

Philotas, natif d'Aphiska, raconta au grand'père de Plutarque, qu'étant étudiant en médecine à Alexandrie, un maître-queux, lui faisant visiter la maison d'Antoine, le conduisit à la cuisine : quelle fut sa stupéfaction de voir entre autres mets, huit sangliers tout entiers à la broche, et il n'y avait que douze invités ! D'après Suétone, Vitellius faisait trois et quatre repas par jour, sa gloutonnerie était insatiable. On sait le moyen qu'il employait pour suffire à tout. Le prix du moindre repas auquel il s'invitait était de soixante-trois mille sept cents francs. Eutrope dit qu'ils duraient quelquefois de quatre à cinq jours sans interruption, et Tacite, qu'il engloutit ainsi en peu de mois cent soixante millions. Mais la prodigalité des Apicius, des Antoine, des Claude, des Néron, des Vitellius, fut surpassée encore par Héliogabale, dont chaque repas, au rapport de Lampride, coûtait à l'État plus de huit cent mille francs. Il faisait mettre ensemble jusqu'à six cents cervelles d'autruche et les talons grillés d'un grand nombre de jeunes chameaux. Moins vicieux, Albinus, le compétiteur de Septime-Sévère à l'empire après le meurtre de Pertinax, avait la polyphagie, reprochée aux athlètes et dont Tarare, Bijou et Jacques de Falaise ont présenté l'exemple chez les modernes. Il mangeait à un seul repas 500 figues, 100 pêches, 19 melons, 20 livres de raisin, 100 bec-figues et 400 huîtres.

En regard de ces monstrueuses débauches, on peut placer un certain nombre d'exemples d'abstinences, et nous dirons même d'inanition prolongée, qui sont inconciliables non seulement avec les règles de l'hygiène, mais encore avec les lois de la vie. La privation de nourriture est une cause de mort, qui marche de front et en silence avec toute maladie, dans laquelle l'alimentation n'est point à l'état normal. La vie étant une activité continuelle, et par suite de l'usure sans réparation, la fonte de la graisse consumée par l'acte respiratoire est le premier phénomène qui se manifeste ; puis vient celle de l'appareil musculaire. La mort arrive quand l'organisme a perdu les 4/10 ou du moins la moitié de son poids. Mais la nature dans ses bizarreries se joue quelquefois des lois de la physiologie. On a vu récemment en Amérique, le docteur Tanner s'imposer un jeûne volontaire de quarante jours, et puis revenir à la santé. Dans l'hystérie, la catalepsie et la léthargie, quelques personnes ont supporté des abstinences dont la durée paraîtrait incroyable, si ces faits n'étaient établis par des preuves authentiques. Le journal de Vandermonde, pour l'année 1755, cite l'exemple d'une jeune fille hystérique qui resta six mois sans prendre ni aliments, ni boissons. Nous avons dit ailleurs, que certains animaux, dits *hivernants*, tels que le blaireau, le loir, la marmotte, etc., peuvent supporter une privation totale d'aliments pendant cinq, six et même sept mois, en restant plongés dans un sommeil léthargique. Est-ce en vertu de la même loi, ou plutôt de la violation de toutes les lois, que l'homme lui-même continue à vivre privé de toute nourriture. Haller, Fortunio Licéti, Provenchère, Joubert, Senner, Fabrice de Hilden, ont rapporté des observations analogues à celles de Vandermonde. L'une des plus remarquables, publiée par Citois de Poitiers, médecin du cardinal de Richelieu, est celle d'une fille de Confolens, qui passa trois ans entiers, depuis l'âge de onze ans jusqu'à celui de quatorze, sans prendre aucune espèce d'aliments. Enfin Hoessh a écrit l'histoire de la nommée A. M. Zettler qui vécut dix années sans boire ni manger ! Ces faits étant en dehors des lois de la vie, nous renonçons à les discuter, laissant à ceux qui les rapportent la responsabilité de savoir s'ils sont réels, ou si les observateurs n'ont pas été dupes de quelque simulation. On comprendra qu'à plus forte raison nous n'examinions pas la véracité de quelques faits modernes, plus ou moins analogues, et sans blesser les médecins qui les rapportent, nous sommes tentés de leur dire, comme pour tous faits merveilleux : *Vous les avez vus, je les crois ; si je les avais vus moi même, je ne les croirais pas.*

CHAPITRE VII.

Excreta.

L'être organisé étant créé, c'est par la nutrition que la nature a pourvu à son développement et à sa conservation, et que s'entretient la vie. La physiologie étudie toutes les opérations qui concourent à cette mystérieuse fonction. Les principales sont l'absorption, certaines sécrétions qui sont le laboratoire de la vie, et enfin les excrétions. L'hygiène ne s'occupe que de celles-ci, véritables cendres, détritus ou produits morts de l'organisme en action, qui ne sauraient être retenus sans engendrer des maladies. Nous renvoyons à regret l'étude de l'absorption et de ses caractères à la physiologie et à la pathologie générale. Indépendamment des trois grands produits excrétés qui sont les fesces, les urines et la transpiration cutanée et pulmonaire, il faut citer l'épithélium, les poils, les cheveux, le cérumen des oreilles, le mucus nasal et certaines matières cornées que l'hygiène est loin de négliger, quoique d'une moindre importance que les trois grandes excrétions.

C'est sous le nom générique d'excrément qu'on désigne ordinairement les fesces, tant on reconnaît l'importance qu'elles ont dans la machine vivante. Les physiologistes ont souvent admiré l'art avec lequel la nature avait disposé le tube intestinal, dans les différentes espèces, afin de pourvoir à cette sorte d'émonctoire, conservateur de la santé. Aucune des fonctions, aucune des questions afférentes à l'organisme, quelque viles qu'elles soient, n'est indifférente à la science. Berzélius a analysé la partie excrémentitielle provenant d'aliments et de pain grossier, et l'a trouvée composée 75,3 d'eau, 0,09 de bile soluble dans l'eau, 0,9 d'albumine, 2,7 de matière extractive, 7,0 de résidu d'aliments 14,0 de bile, 1,2 de sels : carbonate de soude, chlorure de soude, sulfate de soude, phosphate de chaux, phosphate ammoniaco-magnésien, des traces de soufre, d'acide silicique, de sulfate de chaux, etc. Proust et Macquer avaient déjà reconnu le soufre, Vauquelin un acide constant, John un alcali libre, Vogel du Salpêtre. Les excréments des carnivores contiennent une forte portion d'azote; il en existe très peu chez les herbivores; on trouve beaucoup d'acide urique dans la fiente des oiseaux, dans le guano surtout. On comprend que les résultats de ces analyses doivent varier à l'infini dans l'espèce humaine, suivant la prédominence du régime, le sexe, l'âge, et même suivant l'état de santé et de maladie. Ils sont très différents dans l'ictère.

L'expérience prouve tous les jours combien importe à la santé la régularité de cette fonction, quel trouble son dérangement jette dans les principales fonctions. La constipation n'est pas seulement un symptôme morbide, elle est souvent une maladie véritable, s'attaquant aux jeunes femmes, aux gens de lettres, à tous les hommes livrés aux grandes spéculations de l'esprit ; l'influence sur le moral est surtout évidente. Combien d'hommes d'affaires, de ministres, de juges, se montrent-ils parfois inexorables, empêchés de remplir cette fonction naturelle! le général Dur**, étant en campagne, ne pouvait donner un ordre au réveil, avant d'avoir pris son clystère accoutumé. Le comte d'Arg**, le ministre du règne de Louis-Philippe, ne surveillait pas avec moins de sollicitude sa garde-robe matinale.

Dans cette disposition de corps, on doit conseiller une alimentation adoucissante et relâchante, celle qui est fournie par les substances mucilagineuses des jeunes animaux, la prédominance des végétaux frais, tels que chicorée, épinards, l'usage du beurre, du miel, le café au lait, les fruits acidulés et sucrés tels que figues, oranges, prunes, pommes et poires cuites, les pruneaux, les boissons aqueuses abondantes. La pratique des lavements rend tous les jours de très utiles services ; la plupart des actes de l'économie étant périodiques, on recommande d'assujettir la fonction à une grande régularité. Ces précautions hygiéniques sont-elles insuffisantes? Nous conseillons un excellent moyen, pour ainsi dire mécanique, qui nous a souvent réussi, c'est l'emploi quotidien de deux à trois cueillerées de graines de moutarde blanche avant le repas ; elles sont remplacées quelquefois avec avantage pour la graine de lin ou la poudre de charbon.

Les pilules bleues, le calomel, la magnésie sont très usités en Angleterre. Nous avons fréquemment employé avec succès le soufre sublimé à la dose de deux à cinq grammes pour combattre la constipation, surtout chez les hémorroïdaires. Voici enfin deux autres genres de purgatifs légers auxquels force de recourir parfois l'opiniâtreté de cette indisposition. On fait prendre soit au moment de se coucher, soit au repas du soir, une ou deux pilules alvoétiques de Franck ou de Clerembourg, ou bien une pilule de trois ou quatre centigr. de prodophyllin. Quelques personnes préfèrent boire le matin à jeun, une dose de sel de Guindre, un verre d'eau de Pullna, de Sedlitz, d'Hunyadi Janos, ou d'une eau purgative analogue. Les pilules de deux centigr. de Belladone, conseillées par Trousseau, sont inoffensives mais très peu efficaces, tandis que les pilules avec une faible dose de sulfate de fer et d'aloës, de Marshall Hall, réussissent fréquemment chez les chlorotiques. Si simples que ces moyens paraissent, ils ne sont pas indifférents; ils conviennent aux uns et ne conviennent pas aux autres, et d'ailleurs on doit souvent les varier, les organes s'accoutumant aux remèdes, et finissant par ne ressentir aucune action de ceux qui avaient d'abord manifesté l'effet le plus salutaire.

L'urine est un des trois importants *excreta* de l'hygiène. La sécrétion de ce produit s'opère par les reins; les urétères, la vessie et l'urètre en sont les conduits excréteurs. On doit renvoyer à l'anatomie la description de ces organes, à la physiologie celle de leur fonctionnement, à la pathologie celle de leurs maladies presque mystérieuses, parmi lesquelles on peut citer principalement l'albuminerie et le diabète. L'hygiène doit se borner à considérer le rein comme une espèce de filtre au travers duquel passent les matériaux de l'urine qui existaient dans le sang. A l'état normal, l'urine chez l'homme est un liquide transparent, de couleur citrine, plus ou moins foncée, de saveur saline, d'une odeur repoussante. Acide au moment de son émission, elle devient alcaline par le repos et exhale une odeur ammoniacale; sa densité très variable oscille entre 1,015 et 1,020. Voici sa composition normale chez l'homme d'après Berzélius; elle contient sur 1,000 grammes :

Eau	933,00
Urée	30,10
Acide lactique libre. Lactate ammonique. Matières extractives solubles dans l'eau. Extrait de viande soluble dans l'alcool.	17,14
Acide urique	1,00
Mucus vésical	0,32
Sulfate de potasse	3,71
Sulfate de soude	3,16
Phosphate de soude	2,94
Phosphate d'ammoniaque	1,65
Chlorure sodique	4,45
Chlorures et phosphates de magnésie, etc.	2,50
Silice	0,03
	1000,00

Les caractères de l'urine et la proportion des principes qu'elle contient variant nécessairement selon les heures de la journée, les chimistes se sont servis pour leurs analyses des urines rendues pendant les vingt-quatre heures. C'est ainsi par exemple qu'on a trouvé une différence de près de moitié dans la quantité d'urée contenue dans l'urine du matin et dans celle des autres heures de la journée. La sécrétion du liquide urinaire s'opère sans interruption. Cependant on doit remarquer qu'elle est plus abondante au réveil, après le repos de la nuit qui n'est peut-être que le moment du travail nutritif. Elle augmente aussi dans le journée, une heure et demie ou deux heures après qu'on a bu avec abondance, ou quand le temps se refroidit.

L'urine normale contient un grand nombre de sels et surtout des chlorures sodique et potassique dont l'abondance varie suivant l'alimentation, l'âge et le sexe; la moyenne de sel marin rendue en vingt-quatre heures par l'homme normal oscille entre deux et quatre grammes. L'urée, toutefois, est le produit excrémentiel le plus abondant et le plus important de l'urine. Quel est ce produit, où se forme-t-il? Quel rôle joue-t-il dans l'économie animale? Il fut découvert par Rouelle le jeune, en 1773, et décrit sous le nom d'extrait savonneux de l'urine, puis étudié par Fourcroy, Vauquelin, Prévost et Dumas, Lecanu, etc. L'urée est le produit immédiat de l'économie le plus riche en azote; obtenue sous forme d'aiguilles, de saveur fraîche et piquante, d'une densité de 1,35, elle s'altère lentement à l'air et se convertit en carbonate d'ammoniaque; sa sécrétion est très variable, selon les âges et le sexe : estimée par Lecanu à 28 grammes par 24 heures, chez l'homme adulte, il fait descendre cette production, à 19 pour les femmes, à 8 chez les vieillards, à 13 pour les jeunes adolescents, à 4 enfin pour les enfants de 4 ans environ; en d'autres termes, l'urée est en rapport avec l'activité organique et l'énergie des fonctions animales. Des deux substances alimentaires, l'une azotée, l'autre carbonée, nécessaires à l'entretien de la vie, celle ci, principe de la chaleur, est expulsée par la respiration, l'urée est la principale source excrétoire de celle-là. Suivant les chimistes et les physiologistes, elle est le dernier terme des oxydations successives qu'éprouvent dans l'intimité de nos organes, les matériaux azotés devenus impropres à la vie. Ce n'est pas dans le sang seulement qu'il faut s'attendre à rencontrer l'urée, mais encore dans la lymphe, dans le suc gastrique, dans l'humeur vitrée et dans le liquide céphalo-rachidien. Ainsi, l'étude de l'urée se trouve liée à celle de la nutrition, à ce travail de composition et de décomposition qui se renouvelle sans cesse, rénovation qu'on a justement comparée au vaisseau de Thésée, restant le même avec ses matériaux neufs : ainsi l'organisme changeant de matériaux à chaque instant de la durée, laisse subsister le moi tout entier, barque symbolique qui conduit silencieusement l'humanité vers des destinées mystérieuses.

Une autre substance azotée de l'urine est l'acide urique, regardé comme le produit d'une oxydation moins avancée que l'urée ; on ne le trouve que chez les carnivores ; il est remplacé chez les herbivores par l'acide hippurique. Il n'existe qu'en très faible proportion dans l'état physiologique, mais il se produit quelquefois en très grande abondance dans les accès de goutte et de rhumatisme articulaire et dans la convalescence des phlegmasies parenchymateuses. Très peu soluble dans l'urine, il s'attache aux parois des vases, sous la forme d'une poudre rougeâtre semblable à la brique pilée. En raison surtout de son peu de solubilité, l'abondance de ce principe doit faire craindre la production des affections calculeuses chez les individus adonnés à la bonne chère et aux excès. Nous avons rencontré plus souvent la gravelle chez la femme et la pierre dans la vessie chez l'homme. Indépendamment de quelques autres acides, l'urine normale contient un grand nombre de sels, et surtout des chlorures de sodium et de potassium dont la proportion varie suivant l'alimentation, l'âge et le sexe. La moyenne de sel marin rendue en 24 heures oscille entre 2 et 4 grammes.

On sait combien sont fréquentes les affections calculeuses; on en rencontre dans l'enfance et jusque chez le fœtus. Ce n'est pas seulement à la prédominence des principes de l'urine, mais encore à un vice de la nutrition qu'il faut les attribuer. Vauquelin et Fourcroy, Marcet et Wollaston après eux, n'en ont pas admis moins de quinze espèces. Les calculs d'acide urique fournissent le quart de la collection de Fourcroy et Vauquelin. L'oxatate de chaux en fournit un cinquième, l'acide urique uni aux phosphates terreux un douzième. Les calculs du cheval sont en général formés de carbonate de chaux et d'une matière animale, les calculs des carnivores renferment en général du phosphate ou de l'oxalate de chaux, peu ou point de carbonate.

Des faits de l'expérience il résulte que la diathèse calculeuse est produite principalement par trois principes essentiels : 1° ceux d'acide urique; 2° ceux d'acide oxalique; 3° ceux d'acide phosphorique. Les premiers se manifestent par le dépôt rougeâtre des urines; on reconnaît les seconds à des concrétions caractéristiques, à l'examen microscopique ou par l'analyse chimique; enfin, l'alcalinité des urines dénote ceux d'acide phosphorique. Quels sont les moyens conseillés par l'hygiène pour combattre ces trois prédispositions? Le traitement de la première consiste dans l'abstinence des aliments fortement azotés, dans la prédominence du régime végétal, en un mot dans la sobriété, dans l'abondance des boissons aqueuses et alcalines. On joindra à ce régime l'exercice, l'équitation, l'habitation d'un climat tempéré. Les mêmes préceptes s'appliquent à la disposition aux calculs oxatiques; on aura soin d'exclure de son régime l'oseille, le chou, les fruits âpres, les groseilles, la bière, le cidre, les acides végétaux, en un mot toutes les substances qui contiennent l'acide oxalique. Dans la troisième prédominence, on s'abstiendra de poisson, d'écrevisses et de tout régime excitant.

Les douleurs de la pierre sont parfois si cruelles que dès l'origine même de la médecine, on recourut à une opération sanglante pour l'extraire de la vessie. Mais il est probable que les anciens procédés furent si grossiers et suivis trop souvent de résultats si déplorables qu'Hippocrate, dans le *Serment*, ainsi que nous l'avons fait remarquer, fit jurer à ses disciples de ne jamais y recourir. Ce fut seulement à l'école d'Alexandrie que l'étude de l'anatomie donna une base solide à toute opération, et perfectionna du même coup l'opération de la taille. Mais quelques perfectionnements qu'ait subis la lithotomie, elle est restée cependant une des opérations les plus cruelles de la chirurgie, devant laquelle souvent reculaient de fiers courages. Quand Fagon eut annoncé à Bossuet qu'il avait la pierre, l'âme du grand évêque fut saisie d'horreur, et il préféra la mort à l'opération; Fagon la subit plus tard avec un grand courage. Boileau eut la pierre dans son adolescence; Newton, Marmontel, d'Alembert en furent atteints dans leur vieillesse.

La découverte de la lithotritie est la plus admirable de la chirurgie, et nous ne craignons pas de la regarder, de même que celle des anesthésiques, comme des présents de la divinité.

Personne n'a oublié la mémorable discussion qui eut lieu en 1849 à l'Académie de médecine, sur la parallèle de la lithotomie et de la lithotritie, et particulièrement du nombre de guérisons des calculeux par l'une et l'autre méthode. Malgré le talent et la passion que déployèrent Roux, Velpeau et Blandin, nous n'en présenterons qu'un très court résumé, cette discussion pourrait être regardée aujourd'hui comme un anachronisme. Que désiraient prouver ces très habiles chirurgiens? Ils cherchèrent à démontrer que la lithotomie restait l'opération la plus simple, la plus expéditive, celle qui offrait le plus grand nombre de guérisons, et que, dans tous les cas, on n'en devait employer d'autre chez les enfants. Mais Civiale était armé de toutes pièces; il soutint que la lithotritie a infiniment moins d'inconvénients que la taille, et que, non seulement elle est plus inoffensive, mais encore qu'elle guérit un plus grand nombre de malades; de sorte qu'on doit approuver que la taille ne soit employée que quand la lithotritie aura manifesté son impuissance, quand, par exemple, le calcul sera plus gros qu'un œuf, ou sera composé d'acétates ou de phosphates. De son côté, Ségalas, intervenant dans la discussion, présenta une liste de vingt-cinq enfants, tous guéris par la lithotritie sans un seul insuccès. Disons, à l'honneur de Malgaigne, qu'interprète du sentiment universel, il déclara à la tribune que, s'il avait la pierre, il aurait recours à la lithotritie, c'est-à-dire qu'il aurait suivi l'exemple fourni à notre génération par l'un des plus grands lithotomistes de notre siècle, Antoine Dubois. Il n'avait pas oublié que, peu d'années auparavant, sollicité par son ami Hallé de lui pratiquer la taille, Dubois engagea Béclard à le remplacer. Hallé mourut des suites de l'opération. Atteint lui-même de la pierre, il s'adressa à Civiale qui le guérit et donna un banquet pour célébrer son rétablissement. Dubois y vint, conduit par Orfila, et c'est avec une joie sans mélange que nous célébrâmes cette fête de famille.

Dans la discussion de 1847, Velpeau avait signalé les fistules, les hématuries, les inflammations qu'aurait parfois provoquées la lithotritie. Que je cite un exemple de l'innocuité de cette admirable opération. Vers 1850, Leroy d'Étioles pratiqua la lithotritie à M. le comte X..., frère du célèbre archevêque. Il fut délivré sans accident après cinq séances. Une nouvelle opération devint nécessaire deux ans après. La maladie ayant récidivé encore, et le malade quoique très courageux, exprima la crainte qu'on ne fût obligé de recourir à la taille. Je le conduisis chez Heurteloup. Les médecins qui l'ont connu savent quelle simplicité il avait introduit dans les instruments et avec quelle dextérité il opérait, ou plutôt il escamotait un calcul. Il se plaisait, après l'avoir saisi dans sa pince, à le briser avec un marteau comme aurait fait un forgeron. Deux séances seulement furent nécessaires ; elles se passèrent au domicile d'Heurteloup; le malade rentrait à son hôtel dans sa voiture, allait à son cercle le lendemain. Mercier opéra M. le comte X... une quatrième fois. Il est mort plusieurs années après d'une hypertrophie du cœur. J'ajouterai que chez ce malade, ainsi que chez M. de J. D., homme très nerveux et très pusillanime, le chloroforme ne fut jamais administré malgré la promesse que je faisais aux patients de les endormir si la douleur n'était pas supportable.

Enfin, pourquoi ne le dirions-nous pas? La taille, la plus épouvantable des opérations, compte dans son histoire quelques erreurs de diagnostic commises par les plus célèbres chirurgiens. Le docteur Payen, atteint d'une névralgie du col de la vessie, fut taillé par le professeur X. On ne trouva pas de pierre, et il ne pardonna pas au grand chirurgien de l'avoir guéri de sa névralgie par un procédé aussi cruel.

Des trois grands produits excrémentitiels, le premier est le plus important pour la multitude. Les médecins eux-mêmes ont traité un très grand nombre de maladies par les vomitifs et les purgatifs ainsi que par la diète et les boissons qui agissent directement sur le tube intestinal, grande voie d'absorption et d'inhalation. Les chimistes et les physiologistes n'ont pas accordé une importance suffisante à l'excrétion urinaire qui est cependant le plus en rapport avec les lois de la vie, avec la conservation de la santé et surtout avec la genèse des plus redoutables maladies chroniques. Aussi doit-on désirer que surmontant la défaveur injuste qui s'attache à l'étude de l'urine, les savants poursuivent les recherches de Rouelle le jeune, de Vauquelin, de Macquer, de Lucann, de Rayer et de M. Bouchardat dans l'intérêt de l'hygiène et de la pathologie.

Les savants ont été séduits par l'autorité de Sanctorius qui a poursuivi pendant trente années ses recherches sur la médecine statique; il en a formulé les lois sous la forme d'aphorismes. Il est arrivé ce qui arrive à tous les chefs de doctrine; il a vu toute l'hygiène et toute la pathologie dans la transpiration cutanée et pulmonaire, dans son fonctionnement physiologique ou dans ses déviations. La plupart des règles statiques du physiologiste italien étant vérifiées à la balance, on n'a point songé à les contredire, on les a regardées comme mathématiques, depuis surtout que ses expériences eurent été répétées par de grands observateurs et sous diverses latitudes. Elles le furent en France par Dodart, Séguin et Lavoisier; en Angleterre, par J. Keel, Arbuthnot et Robinson; à Charlestown, dans la Caroline méridionale, par le docteur Jean Linen. Enfin, il faut joindre à ces ouvrages les productions d'un gentilhomme irlandais, publiées par les soins du docteur Rogers en 1734 et qui ne sont pas les moins curieuses; les expériences poursuivies pendant une année par cet Irlandais et les règles qu'il en a déduites dénotent un véritable génie d'observation.

Ajoutons immédiatement qu'il résulte des expériences qu'entreprit de Gorter en Hollande, sous la direction de Boerhaave, que ces expériences n'ont de solidité et de rigueur que dans les climats où elles sont entreprises, et que d'ailleurs les calculs de Sanctorius ne sont pas justes pour les habitants des pays froids.

Les aphorismes de Sanctorius sont divisés en sept sections et embrassent l'hygiène tout entière.

La première comprend le poids de la transpiration insensible ; la deuxième traite de l'air et des eaux ; la troisième, du manger et du boire ; la quatrième, du sommeil et de la veille ; la cinquième, de l'exercice et du repos ; la sixième, du mariage ; la septième, des passions. D'après Sanctorius, la transpiration insensible qui se fait par les pores de la peau et par la respiration, est plus considérable, à elle seule, que toutes les évacuations prises ensemble. Un homme fort et robuste qui, par un beau temps prend un exercice modéré, mange et boit huit livres par jour, évacue cinq livres par la transpiration insensible, et quand elle se fait sans obstacle, il en est plus allégé que par toutes les autres évacuations. Autant que chaque jour le corps revient au même degré de pesanteur, parce qu'il transpire dans la même mesure, la santé se conserve sans altération, autant elle s'altère quand le corps revient à son poids ordinaire par une plus abondante évacuation de fesces et d'urines que de coutume ; mais si au bout de quelques jours le corps ne recouvre pas son poids ordinaire, soit par une transpiration copieuse, soit par des évacuations sensibles, il faut s'attendre à la fièvre ou à toute autre maladie prochaine. Se sentir pesant quand il est prouvé par la balance que le corps est léger, c'est l'annonce d'une disposition tout autrement mauvaise que de le sentir pesant quand il l'est en effet. Au contraire, se sentir léger, quand à la balance il est plus pesant, c'est signe qu'on se porte excellemment bien. Voici encore d'autres règles qui résultent de ses expériences : La douleur de tête ou de toute autre partie du corps diminue la transpiration. De légers purgatifs ne diminuent pas la transpiration ; ils aident doucement à se débarrasser d'un poids inutile ; il en est autrement des drastiques; ils arrêtent la transpiration et sont dangereux par plus d'un endroit. Diverses causes contribuent à arrêter la transpiration ; les principales sont un froid humide, une nourriture gluante, le jeûne, la frayeur, des nuits inquiètes, et toute évacuation abondante. Les jeunes gens transpirent plus que les vieillards. La mesure de cette transpiration varie suivant les tempéraments, la manière de vivre, les climats et les saisons.

Veut-on savoir combien on doit transpirer pour se bien porter et se conserver en bonne santé jusqu'à une extrême vieillesse? On doit, suivant Sanctorius, après avoir copieusement soupé, calculer combien au bout de douze heures, on aura perdu de son poids par la transpiration insensible; il suppose qu'on aura perdu cinquante onces. Il veut qu'une autre fois on se pèse le matin, quand la veille on n'aura ni soupé ni fait aucun excès dans le dîner précédent, et il suppose qu'on ait perdu vingt onces par la transpiration. Cela posé, voici la règle de conduite qu'il conseille.

On doit s'astreindre à une diète, à un exercice, à un usage modéré des six choses dites non naturelles de Galien, qui procure une transpiration insensible entre le juste milieu de 50 et 20; ce juste milieu est 35. En se ramenant journellement à ce poids, on parviendra en bonne santé, suivant Sanctorius, jusqu'à l'âge de cent ans. Il faut supposer que Sanctorius ne s'astreignit pas à la règle qu'il conseille, ou bien que cette règle n'est point exacte, car ce médecin célèbre mourut à l'âge de 75 ans. Sanctorius parcourt ensuite tout le champ de l'hygiène, en donnant partout d'excellents préceptes, mais avec la préoccupation de rapporter à son étude favorite toutes les déviations de la santé. La médecine statique aurait ce fâcheux résultat de favoriser le galénisme et de prôner les sudorifiques. On peut reprocher au médecin de Padoue, de n'avoir fait ses expériences que sur lui-même et de n'avoir pu vérifier ce qu'elles seraient sous la zone torride et dans les régions voisines des pôles. De Gorter, dirigé par Boerhaave, démontra par ses expériences, que pour ces dernières les calculs de Sanctorius n'étaient pas justes. Enfin, si nous avons blâmé l'assujettissement de Cornaro à peser sa nourriture, nous approuvons moins encore que chacun se regarde vivre avec la balance et cherche dans ses expériences ce qu'il doit manger et boire. L'appétit doit être la mesure de la diète qu'il faut observer, avec le soin de le modérer quand il est trop vif, de l'exciter quand il est languissant, de proportionner en outre l'alimentation à son travail et à l'exercice. D'ailleurs, ce n'est pas une seule excrétion qui est la règle de la santé ; la nutrition est la vie même. Elle s'entretient par l'air qu'on respire, par l'aliment et la boisson qu'on ingère ; c'est grâce aux trois *excreta* que s'entretient l'équilibre, que s'alimente la vie, et que la santé se prolonge jusqu'au terme entrevu par tous les hygiénistes, celui de cent ans.

CHAPITRE VIII.

Applicata ou les vêtements, les bains, la propreté, les cosmétiques.

On ne peut faire un pas dans l'étude de la nature sans rencontrer les causes finales. Elles sont de la dernière évidence dans les lois qui président aux fonctions et à la destination de nos organes. Les questions, en apparence les plus accessoires, nous les révèlent même. Nous sommes frappé de la justesse de ces réflexions, en indiquant le chapitre de l'hygiène qui traite des *applicata* ou des vêtements. Sans les vêtements, sans les habitations, sans le feu, la moitié, les quatre cinquièmes de la terre seraient fermés à l'homme. Dès lors, il ne remplirait pas sa destination. De tous les animaux, le chien, son compagnon inséparable, est le seul qui l'a suivi sous la zone torride ainsi que sous les pôles. Avec l'homme, il est devenu cosmopolite et omnivore. C'est grâce à son intelligence et à sa raison que l'homme a pu étendre son empire jusqu'à des régions qui paraissaient devoir lui être fermées.

Aucun hygiéniste ne demandera si les habillements sont un objet de luxe et de sensualité et si l'homme pourrait vivre nu. Les habitants des premières îles que découvrit Christophe Colomb, San-Salvador, une des Lucayes, Haïti et Cuba, étaient dans un état de nudité complète ; mais les Mexicains et les Péruviens étaient non seulement les deux peuples les plus avancés en civilisation, ils avaient de riches étoffes pour habillements. Quoique le Brésil soit un pays très chaud, dans la plupart des campagnes, on allume du feu dès le coucher du soleil ; les navigateurs qui ont visité l'Amérique australe rapportent que les Patagons sont couverts de peaux de veau marin qui exhalent une horrible puanteur. A latitude égale, l'Amérique est plus froide que l'ancien monde. La Haute-Egypte, la Nubie, quelques contrées d'Afrique, quelques îles de l'Océanie, quelques régions de l'Inde permettraient seules à leurs habitants de rester dans l'état de simple nature. Dans la plupart encore, la fraicheur des nuits occasionne de nombreuses maladies. Aussi M. de Lesseps a-t-il dit avec infiniment d'esprit et d'originalité : *ce qu'il y a de plus à craindre dans les pays chauds, c'est le froid.*

Aujourd'hui, dans toute contrée qui a reçu quelque trace de civilisation, les habitants sont plus ou moins vêtus, les uns par sentiment de pudeur, les autres pour se garantir des rigueurs de l'air. Ainsi, d'après Livingstone, la plupart des indigènes de l'Afrique australe sont nus. Ils se barbouillent le corps avec un mélange de graisse et d'ocre, afin de protéger leur corps contre l'influence du soleil pendant le jour et contre celle du froid pendant la nuit. Chez les Balondas, la nudité est complète, et un jour de pluie, le docteur Livingstone demandant à Manenka, jeune souveraine d'une vingtaine d'années, pourquoi elle ne se couvrait pas, même par les mauvais temps, elle répondit qu'il ne convenait pas à un chef d'avoir l'air *efféminé*. Les femmes makolodis portent une jupe grâcieuse arrivant jusqu'aux genoux.

Nous verrons plus loin que la mortalité est à son plus haut degré dans les saisons rigoureuses. W. Edwards a prouvé que l'enfant nouveau-né, dans les premiers mois, ne produit pas autant de chaleur que l'adulte. Aussi, est-ce pendant le froid et les imprudences occasionnées par des précautions insuffisantes pour s'en garantir, qu'il faut chercher en grande partie les causes de la mortalité excessive du jeune âge. Flourens avait fait la même remarque sur l'influence nocive du froid sur les oiseaux de basse-cour. On ne saurait donc approuver la coutume qui existait chez quelques peuples de la Grèce et du Latium, de tremper le nouveau-né dans l'eau froide des fleuves et des torrents. Galien veut qu'on abandonne ces coutumes aux Barbares, une eau glacée faisant périr, au lieu de les fortifier, un grand nombre d'enfants de constitution débile. Dans le siècle dernier, un savant prêtre de Padoue, l'astronome Toaldo, avait fait connaître des résultats analogues dans un ouvrage sur la durée de la vie. « S'il est dangereux pour tout le monde, disait ce savant professeur, de changer brusquement d'air et de climat, combien le changement que subit l'enfant qui sort du sein maternel, doit l'exposer à bien plus de dangers encore. » Plusieurs auteurs ont signalé le danger de la translation précipitée de l'enfant à l'église pour le baptême, et aux mairies pour la constatation de la naissance; aussi pendant les trois années que j'ai passées à la mairie du 1er arrondissement, me suis-je imposé le devoir, toutes les fois que les familles m'en faisaient la demande, d'aller faire cette constatation à domicile. Dans les climats les plus chauds, on voit un certain nombre d'enfants périr de tétanos dans les premiers jours de leur naissance, par suite des refroidissements; c'est principalement aux phlegmésies pulmonaires qu'ils succombent dans nos climats. Ces observations sont conformes du reste à celles de Sanctorius, qui disait : « L'air et le bain froid réchauffent les corps robustes et font qu'on se trouve plus léger; c'est tout le contraire pour les gens faibles et débiles; ils en sortent plus glacés, plus pesants, et plus ce froid est soudain, plus il est dangereux. »

Du reste, tous les peuples guerriers ont compris combien il importe, dans l'âge adulte, de s'accoutumer à des vêtements légers, les mêmes presque dans toutes les saisons, et de combattre le froid en hiver par un redoublement d'exercice. C'est ainsi qu'agissaient les Romains, les Grecs et les Perses de Cyrus. On les accoutumait à coucher sur la dure, à la belle étoile, et à braver toutes les intempéries de l'air. On a appelé les Iakoutes de la Sibérie des hommes de fer. En plein hiver, ils ne prennent avec eux ni tente, ni pelisse; au bivouac, ils étendent sur la neige la couverture de leur cheval; la selle leur sert d'oreiller; c'est ainsi qu'ils dorment en plein air par un froid de 25 à 40 degrés, tant l'habitude et la force de la volonté mettent l'homme en état de lutter contre les souffrances physiques les plus cruelles. Toutefois, les régions polaires ne sont habitables que grâce à des habillements empruntés aux fourrures des fauves de ces terres désolées. Voici le costume d'hiver des voyageurs, que l'amiral Wrangell s'empressa d'endosser pendant son expédition en Sibérie : « Je mis d'abord et par dessus mes habits d'uniforme, dit cet explorateur célèbre, une sorte de jaquette de renard polaire, à laquelle s'ajustait un couvre-poitrine, également fourré, et passai mes jambes dans de larges chiravars de peau de lièvre. Ceci fait, on me mit deux paires de bas de peau de renne souple, et par dessus une paire de bottes fortes, très hautes, de peau de renne. Ce n'est point tout : comme voyageur à cheval, je dus garnir mes genoux de genouillères fourrées et revêtir une chemise nommée *kouklianka*, faite d'une double peau de renne dont l'une a le poil tourné en dedans et l'autre en dehors. Elle est à manches, garnie d'un capuchon, et fixée à la taille au moyen d'une ceinture. Le visage a son costume comme le corps ; on a même pris un soin particulier à le bien garantir. Ainsi, le nez, les lèvres, le menton et les oreilles ont tous des pièces fourrées, destinées spécialement à les couvrir. Lorsque toutes ont été appliquées sur le visage, il ne reste plus, pour compléter l'équipement, qu'à faire entrer la tête dans un gigantesque bonnet fourré. La première fois que j'eus mis ce costume, je crus qu'il ne me serait pas possible d'en supporter le poids, mais je m'y habituai et finis par reconnaître que par un froid de 40 degrés et plus, il est on ne peut plus confortable. » (Météor., t. II, p. 323.)

A part le luxe ou le soin du costume, on trouve des habillements analogues chez les Kamtchadales et les Esquimaux du Labrador et du Groënland. Sans ces fourrures, sans cette accumulation de vêtements, les terres boréales seraient couvertes d'une population encore plus rare, et quelques mesures que prennent les gouvernements, ils ne réussissent pas à la propager au delà de certaines latitudes.

Les livres d'hygiène ne sont point écrits pour ces cas exceptionnels. Il s'agit de poser quelques principes pour les régions habitables. Ces principes, d'ailleurs, ne doivent pas sortir du domaine de la science. Car s'il fallait entreprendre l'histoire de la mode, du caprice et des goûts particuliers des différents peuples, un grand nombre de volumes y suffirait à peine, et ce travail serait plus intéressant encore pour la peinture et l'art dramatique que pour l'hygiène. Nous y renonçons.

La nature ayant créé l'homme nu, lui a donné l'intelligence et l'industrie nécessaires pour se procurer des vêtements, et, quelque soit le pouvoir de l'habitude et la flexibilité de ses organes, il périrait dans les zones glacées et même dans les régions tempérées pendant la saison rigoureuse, s'il ne savait se garantir de l'air à l'aide de vêtements convenables; ce que l'homme adulte pourrait faire, serait impossible aux femmes délicates, aux infirmes et aux vieillards. Les grands médecins, Sydenham en particulier, ont prétendu même que l'habitude de quitter trop tôt les habits d'hiver au printemps, et la négligence de les reprendre assez tôt à l'automne, avaient fait périr plus d'hommes que les épidémies les plus meurtrières.

Le règne végétal et le règne animal contribuent à nous fournir les *applicata* de l'hygiène. Au premier se rapportent le chanvre, le lin et le coton, tandis que la laine et la soie travaillées de mille manières appartiennent au second. Les habits faits avec le chanvre et le lin sont généralement plus sains que les autres; il est plus facile d'en entretenir la propreté si nécessaire à la santé, et ils se chargent moins que les autres de miasmes infectieux. Ils sont bons conducteurs de l'électricité, entretiennent la fraîcheur de la peau et favorisent moins que les autres la transpiration. Aussi conviennent-ils aux tempéraments sanguins et bilieux, aux personnes sédentaires, et dans les saisons chaudes. Toutefois, ils ont cet inconvénient de conserver la sueur et d'occasionner des refroidissements, ce qui est un danger pour les personnes grasses et qui transpirent beaucoup, dans les pays méridionaux surtout. Le coton est un intermédiaire entre ces vêtements et la laine.

La toison des animaux a été le plus ancien des habillements : on la porte, soit appliquée immédiatement sur la peau et presque sans préparation, comme la flanelle, soit à l'extérieur et sans contact immédiat avec nos téguments. Elle détermine d'abord par son frottement une légère irritation, à laquelle on s'habitue. Elle est chaude, provoque la transpiration, sans être sujette au refroidissement rapide. Elle convient aux constitutions lymphatiques, aux rhumatisants, dans les lieux bas et humides, à ceux qui sont exposés à de fréquentes variations atmosphériques. La laine exige une extrême propreté. Ce tissu devient facilement un foyer d'infection et de maladies. La soie est idio-électrique, isolante, retient la chaleur, se mouille et sèche avec lenteur, et ne peut être employée qu'à l'extérieur. La fourrure et les poils de certains animaux sont encore plus idio-électriques que la soie. Ils ont les mêmes avantages et les mêmes inconvénients, de plus prononcés encore. Les miasmes s'attachent avec une grande facilité à la soie et surtout aux poils. Dans son voyage dans le Levant, de Pouqueville signale les bazars et les fourrures qu'on y vend, comme réceptacles de miasmes pestilentiels à Constantinople.

Quoique à un moindre degré que leur nature propre, la couleur des vêtements influe également sur leurs qualités. Les étoffes noires absorbent tous les rayons lumineux et calorifiques; les blancs, au contraire, les réfléchissent. Il est donc plus convenable de faire prédominer dans les habillements les couleurs noires et brunes en hiver, les couleurs blanches et claires en été. Il est très important que les étoffes dont on se sert ne soient pas colorées par des substances malfaisantes; elles deviendraient nuisibles en perdant de leur teinture par la pluie ou la sueur. Elles peuvent même, par une simple évaporation, être absorbées et occasionner certaines maladies. On peut signaler comme nuisibles dans les teintures tous les sels plombiques et surtout le vert arsénical.

La forme des habits n'est pas moins importante que la nature même des tissus qui les composent, et sous ce rapport ils se répartissent en deux grandes classes. Les vêtements des Orientaux, et par cette expression nous entendons tous les climats chauds, sont amples, larges, flottants, de manière à permettre un libre accès à l'air extérieur, et de favoriser la déperdition de la température du corps et l'évaporation de la transpiration cutanée. Tous les habitants des climats froids et tempérés ont adopté la forme étroite des habits, qui est générale en Europe, aux États-Unis d'Amérique et dans la plupart des colonies où nos modes et notre civilisation ont pénétré. Mais la principale distinction à établir entre ces deux grandes classes est celle du linge, dont l'introduction intéresse surtout la propreté, c'est-à-dire l'une des prescriptions les plus importantes de l'hygiène.

Le linge ne figure pour ainsi dire point dans la toilette des Orientaux, même chez les femmes, et c'est avec surprise que nous lisons dans les récits des voyageurs qu'on ne quitte ni le jour ni la nuit le même vêtement. Aucune ablution, aucun bain, même journalier, dont la pratique était si fréquente chez les Romains, ne peut suppléer le linge, et il n'est pas douteux que ce mode d'habillement n'ait rendu les maladies de la peau moins fréquentes et moins graves. On doit considérer la toile comme l'étoffe la plus salubre pour les chemises et les caleçons, et le changement quotidien comme modèle à proposer pour les adultes; car ce changement doit être plus fréquent encore dans la première enfance. On emploie pour les bas le fil, le coton, la laine et la soie, et pour les guêtres la toile, le drap et le cuir.

La forme des habits la plus convenable est celle qui ne nous gêne en rien, et permet à nos organes d'exercer leurs mouvements et leurs fonctions en toute liberté. Autrefois, on ne pouvait retenir la culotte qu'en la serrant fortement au-dessus des hanches ; l'introduction des bretelles est une amélioration manifeste, pourvu qu'on n'en diminue pas les avantages par l'usage des sous-pieds. L'hygiène ne permet pour les bas que des jarretières élastiques et des souliers souples, à talons bas, qui ne compriment ni ne déforment les pieds. Nous en dirons autant des sandales et du cothurne. On accuse les corsets de déformer la colonne vertébrale, de blesser la poitrine, de gêner la digestion, d'occasionner la phthisie, les palpitations, les anévrismes du cœur, les hémoptysies, etc.; tous ces reproches sont exagérés, et les corsets modérément serrés ont plus d'utilité que d'inconvénients réels. Nous en dirons autant des ceintures abdominales qui préviennent, plutôt qu'elles n'occasionnent, des infirmités redoutables. La mode des cravates fut importée en France sous Louis XV, par un régiment de Croates qui avaient comme ornement une pièce d'étoffe autour du cou. Il n'est point exact que les femmes, qui ont eu le bon esprit de ne point adopter ce travers et d'aller nu-cou, soient plus souvent atteintes d'angine que les hommes. Mais on doit proscrire les cravates dures et serrées. En comprimant le cou, elles gênent la circulation veineuse et peuvent déterminer des congestions cérébrales, surtout chez les militaires, ainsi qu'on en voit des exemples dans les revues et les marches d'été. On cite comme bizarrerie l'immense cravate qui dissimulait la petitesse et la longueur du cou du prince de Talleyrand. Le célèbre Percy avait quelquefois reproché le même travers au brave Lassalle. Après une bataille où il s'était battu avec son intrépidité ordinaire, il apporta à Percy une balle qui s'était perdue dans les plis de son immense cravate.

En ce qui concerne la question générale des *applicata*, il règne parmi les médecins et les hygiénistes deux opinions très opposées. Les uns, en petit nombre, conseillent de s'accoutumer dès l'enfance à des vêtements légers, les mêmes pour toutes les saisons. Les autres, et c'est le plus grand nombre, sans s'astreindre aux ridicules attentions du plus grand égoïste des temps modernes, le prince de Kaunitz, qui changeait de vêtement plusieurs fois par jour, selon le degré du thermomètre, sont d'avis de conformer leur habillement à l'ordre des saisons, et de faire prédominer pendant toute l'année les vêtements de drap, ainsi que cela se pratique dans l'armée. Les pathologistes s'appuient sur la plus grande fréquence des maladies pendant le printemps et l'automne, et attribuent cette fréquence aux variations atmosphériques et aux imprudences que l'on commet dans l'habillement. « De toutes les saisons, dit Sanctorius, l'automne est la plus malsaine, parce que la matière de la transpiration y est facilement arrêtée et corrompue. Pour éviter ce double mal, il faut se tenir bien habillé et user d'un régime convenable. En se déshabillant trop tôt au printemps et en s'habillant trop tard en automne, on court risque d'avoir la fièvre en été et des fluxions en hiver. » Ajoutons néanmoins que, quoique justes en principe, ces menaces, ainsi que celles de l'Hippocrate anglais, nous paraissent empreintes d'une évidente exagération.

Le nouveau-né, avons-nous dit plus haut, engendre moins de chaleur et a besoin de vêtements plus chauds, afin d'être garanti des injures de l'air; on peut faire la même recommandation pour les vieillards et les valitudinaires. Mais ennemi de toute exagération, nous pensons qu'on doit s'accoutumer dès l'enfance à être légèrement vêtu et à conserver le même vêtement dans toutes les saisons avec de très faibles modifications. En cela, comme en bien des choses, tout excès est blâmable, et l'on doit conseiller un sage milieu.

Il n'est point aisé de déterminer d'où vient la coutume des Orientaux d'avoir la tête constamment couverte, ainsi qu'on le voit chez les Arabes, les Turcs et les Persans. Chez tous, la tête est rasée tous les huit ou dix jours au moins, par mesure de propreté sans doute; le plus pauvre fellah porte une calotte de laine, de toile ou de coton; les plus riches ont le turban de forme variable. La coiffure nationale en Égypte est le tarbouche rouge au gland de soie noire; la tiare et la mître étaient plus particulièrement en usage chez les Mèdes, les Babyloniens et les Ninivites. Les Phrygiens ne quittaient jamais leur bonnet, devenu célèbre chez nous, d'abord comme signe d'affranchissement et puis de sanglante anarchie. Les Grecs allaient nu-tête ainsi que les Romains, et les Gaulois se permettaient à peine de se garantir des vives ardeurs du soleil avec un pan de leur manteau. On rapporte que Périclès avait la tête si grosse qu'il portait ordinairement un casque pour en cacher la difformité. D'après Suétone, César attachait une grande importance à sa toilette. Il se faisait raser la barbe, arracher le poil et supporta avec chagrin le désagrément d'être chauve; mais il bravait la fatigue au delà de toute croyance : dans la marche à pied ou à cheval, la tête découverte, il devançait les troupes, supportant le soleil et la pluie, traversait les fleuves à la nage, et par des marches incroyables prévenait les courriers qui portaient la nouvelle de son arrivée.

Il y avait toutefois une très grande différence dans la coiffure selon les temps de paix ou de guerre. Si dans les pays tempérés principalement, la coutume d'aller nu-tête était générale en temps de paix, le besoin de se garantir contre les armes de l'ennemi, frondes, traits aigus, sabres fit inventer les armes défensives les plus propres à la garantir, et insensiblement l'usage de la coiffure s'introduisit et devint général. La mode des chapeaux ne remonte guère qu'au règne de Charles VIII. Il serait indigne de la science d'indiquer les transformations qu'a subies la coiffure depuis cette époque jusqu'à nos jours, avant d'aboutir à notre ignoble chapeau, non moins contraire au goût qu'aux plus simples prescriptions de l'hygiène. Notre chapeau noir en forme de tuyau de poële est lourd pour la tête et laisse les yeux exposés à toutes les intempéries, les oreilles au froid des hivers. Les timides améliorations tentées jusqu'ici n'ont point remédié aux inconvénients signalés par la science. Cependant les casquettes avec visière, le képi, les chapeaux légers de paille et de feutre à larges bords sont moins grotesques et moins incommodes. Quoi qu'il en soit, on devra dans les améliorations futures imaginer une coiffure d'été et des climats chauds et une coiffure d'hiver et des pays froids. Enfin on doit distinguer ce qui convient à chaque sexe et à chaque âge. La température vitale du nouveau-né étant insuffisante, il est indispensable de recouvrir sa tête d'une coiffure légère, mais moëlleuse, en évitant toute compression et toute ligature nuisible à une facile circulation. Il y aurait tout avantage dans nos pays tempérés, et surtout dans la saison chaude, à s'accoutumer à aller nu-tête. Cette pratique conviendrait principalement aux jeunes filles et aux jeunes femmes dont la chevelure forme pour elles une protection naturelle contre les injures de l'air. Mais, puisque nos mœurs s'y opposent, puisque chez la femme la nudité peut être considérée comme un commencement de prostitution, nous conseillons aux femmes la coiffure la plus légère possible. On doit comprendre qu'il y ait d'autres exigences pour les vieillards, les valétudinaires et pour les chauves : les concessions de l'hygiéniste s'étendent jusqu'à tolérer pour certaines individualités le commode bonnet de coton des Normands.

Très certainement on a dû remplacer les cheveux absents par les perruques, poussées quelquefois à ce degré de perfection qu'elles embellissaient la nature. Le célèbre Sabatier avait supporté longtemps sa calvitie. Sur les instances de ses amis, il se fit faire une perruque de la couleur de ses anciens cheveux, ce qui le rajeunit de plus de vingt ans. On rapporte qu'Auguste, avait perdu ses cheveux de très bonne heure; il ramenait deux mèches de derrière sur le front qui en était entièrement dépourvu. L'infâme Tibère était chauve, tandis que Othon portait un toupet fait avec un art infini, pour dissimuler une calvitie précoce. Très beau de visage, Néron avait une magnifique chevelure blonde. Domitien non moins cruel que ce monstre fut appelé le Néron chauve. On pardonne aux femmes dont les cheveux blanchissent ou tombent avant l'heure, de chercher à réparer cette disgrâce de la nature. On l'excuse même chez le jeune homme. Enfin, c'est grâce à ce stratagème innocent, que des vieillards des deux sexes dissimulent les premières approches de la vieillesse et prolongent encore leurs propres illusions. Mais on ne comprendrait jamais la mode des perruques élevées qui a régné en France pendant deux siècles, si toutes les aberrations n'étaient pas dans la nature. On sait qu'elle en fut l'origine. Louis XIII, ayant blanchi de bonne heure à cause, disait-il spirituellement, des harangues qu'il avait été obligé d'essuyer, se résolut à prendre perruque. Aussitôt ses courtisans, jaloux de se distinguer par leur servilité, imitèrent leur maître en exagérant la mode. On pétrit les cheveux avec du suif de mouton et de l'amidon, enduit aussi dégoûtant qu'insalubre. La révolution française ne parvint que lentement à faire disparaître les perruques à plusieurs étages. Nous avons vu encore subsister l'ignoble queue même, dans quelques régiments de la République et de l'Empire. De nos jours le prince de Talleyrand conserva l'habitube de la poudre, dont plusieurs valets de chambre faisaient pleuvoir des nuages sur sa tête, pendant que des amis étaient admis à ses audiences.

L'hygiène qui ne désapprouve point dans tous les cas l'usage des perruques condamne au contraire la coutume de teindre les cheveux, à laquelle on doit attribuer un certain nombre de maladies et notamment quelques dartres et céphalalgies opiniâtres. La mode est une reine si despotique, que la reine Élisabeth, ayant les cheveux rouges, Marie-Stuart elle-même qui avait de magnifiques cheveux blonds, les faisait teindre en rouge. Il n'est pas de médecin soigneux de sa réputation, qui ne condamne tous les procédés employés pour teindre les cheveux et principalement les préparations de plomb et de nitrate d'argent qui sont les plus usitées. Le henné dont se servent les orientaux, et quelques autres principes végétaux, sont à peu près dépourvus de tout inconvénient.

Une belle chevelure a tant de charmes, que l'on comprend les soins que les personnes du sexe mettent à la conserver. Le plus grand artifice est une exacte propreté et des coiffures légères, qui permettent un libre accès à l'air qui, en toutes choses, est l'aliment de la vie. Il est fâcheux que les physiologistes aient cru reconnaître qu'on n'avait pas à la fois de beaux cheveux et de belles dents, et que l'un excluait l'autre. Il n'est que très peu d'organes sur lesquels l'influence héréditaire ait autant de puissance ; on sait quels indices depuis Hippocrate certains observateurs ont cru pouvoir tirer de la couleur et de l'abondance des poils et de leur rareté. Nous les passons sous silence. Les Francs, nos ancêtres, portaient la barbe et les cheveux longs en signe de liberté. Ce fut sous Charlemagne seulement que l'usage de se raser devint général. Chez les anciens, des observations, toutes du domaine de l'histoire naturelle, furent obscurcies par de superstitieuses croyances. Pausanias rapporte que Nisus, roi de Mégare, avait les cheveux couleur pourpre, auxquels sa vie était attachée. Les Crétois ayant ravagé son petit royaume, il s'enferma dans Niscé. Durant le siège, la fille de Nisus ayant conçu une vive passion pour Minos, coupa les cheveux à son père pendant son sommeil ; la ville fut prise et Nisus tué par Minos. (Voy. *de l'Att.*, liv. I, chap. XVIII.)

CHAPITRE IX.

Gesta ou la gymnastique.

La sixième partie de l'hygiène était si importante aux yeux des anciens, que Galien met en doute si l'hygiène constitue une science distincte, ou si elle doit être comprise dans la gymnastique. Nous ne partageons nullement les doutes du savant médecin de Pergame. Toute importante qu'elle soit, les modernes n'ont fait de la gymnastique qu'une des sept classes de l'hygiène, et nous ajouterons même que les institutions et les ouvrages qui sont consacrés à la gymnastique ne remplissent pas entièrement nos désirs. Nous exposerons nos vues à cet égard dans la seconde édition de notre thèse, qui fut accueillie avec tant de faveur il y a quarante ans, et que nous avons trop longtemps différée. Le meilleur de ces traités et le plus savant, est celui de Jérôme Mercurialis, intitulé : *De arte gymnastica* (*libri* VI, *in quibus exercitationem omnium vetustarum genera, Loca, modi, facultates et quidquid denique ad corporis humani exercitationes per-*

tinet diligenter explicantur). En effet, le livre du célèbre professeur de Padoue contient des recherches très étendues sur les gymnases des anciens, sur les exercices qui s'y pratiquaient. Cependant on peut lui reprocher l'absence de critique qui lui font admirer toutes les doctrines des anciens, à ce point qu'Hippocrate ayant, dans le traité *des airs, des eaux et des lieux*, signalé l'équitation chez les Scythes comme une cause d'*impuissance*, et prétendu que cette infirmité était plus commune chez les riches que chez les pauvres, parce qu'ils étaient presque toujours à cheval, Mercurialis condamne aussi l'équitation, tandis qu'on sait que mieux éclairé par l'expérience, l'Hippocrate anglais ne saurait assez faire l'éloge de ce genre d'exercice. Sydenham avance même que si un médecin connaissait un remède secret aussi salutaire que l'équitation, il réaliserait la plus grande fortune qu'homme ait jamais possédée.

Platon conseille de prendre un soin égal du corps et de l'âme et de les exercer sans cesse afin que, semblables à deux coursiers robustes, attelés au même char, ils puissent concourir l'un et l'autre à le traîner avec la même force. De tous les agents hygiéniques, aucun n'est plus important que la gymnastique à l'entretien de la santé, au perfectionnement de l'appareil musculaire, à la prolongation de la vie, à la modération des passions et au libre exercice des facultés intellectuelles. Mais malheureusement, aucune pratique hygiénique n'est aussi mal connue et aussi mal appréciée du vulgaire. Cette ignorance explique l'insuccès de toutes les tentatives de généraliser l'emploi de la gymnastique recommandé par tous les hygiénistes et par tous les gouvernements. On n'a vu dans la gymnastique que la science de faire des clowns et de former le soldat à l'art de la guerre. Aussi ne doit-on pas être surpris que le colonel Amoros ait échoué dans son enseignement, et que MM. Clias, Napoléon Laisné, Pichery, le colonel d'Argy, le capitaine de Féraudy, M. Jules Guérin et Blache, les plus intelligents de tous, n'aient obtenu que des résultats individuels et des succès partiels. Et quoiqn'on prétende le contraire, ni en Suède, ni en Suisse, ni en Allemagne, ni en Angleterre, elle n'est pas mieux entrée dans les mœurs et les habitudes qu'en France. Nous ne citerons qu'un seul exemple des aberrations auxquelles le génie même de quelques hommes se laisse entraîner. Byron parle avec admiration des exploits de Crib et de Jackson, les deux plus célèbres boxeurs de son temps. « J'aime, dit le grand poète, tout ce qui a l'apparence de la force, même physique ; aujourd'hui, ajoute-t-il, j'ai boxé une heure, j'ai fait une ode à Napoléon et bu quatre bouteilles de Soda-Water. » Il dit autre part : « J'ai boxé hier avec Jackson, et je le ferai encore aujourd'hui ; mes esprits s'en trouvent très bien, quoique mes bras et mes épaules en soient engourdis. » (Voy. *Mém.*)

Nous pensons que les auteurs anciens et modernes ont suffisamment signalé le vice et les dangers de la gymnastique athlétique ; mais peut-être nous sera-t-il permis de faire remarquer des avantages et des points de vue nouveaux dans les plus simples exercices gymnastiques tels que la marche, la course, les voyages sur terre et sur mer, l'escrime, l'équitation, la natation, la lecture à haute voix, etc., c'est ce que nous espérons pouvoir entreprendre dans la deuxième édition de notre *Thèse sur la gymnastique*, dont, en 1838, la *Gazette médicale* de M. Jules Guérin présentait l'analyse par la plume élégante de M. de Laberge. Ce jeune agrégé dont la mort prématurée fut un deuil pour la science, exprimait le regret que je n'eusse pas compris dans mon sujet l'application de la gymnastique à certains cas pathologiques, et notamment aux difformités du système musculaire et de l'appareil osseux : « Ce sont là des questions, ajoutait-il avec une bienveillance manifeste, que nous aurions désiré voir traiter par M. Foissac avec cette étendue d'esprit, cette sagacité de vues, cette profondeur de jugement dont il a donné des preuves dans cette dissertation, dont un des moindres mérites est d'être écrite avec une élégance qu'on retrouve bien rarement dans les ouvrages scientifiques. »

Sans les guérir, une vie occupée et utile est le plus précieux *diverticulum* aux tristesses de l'âme. On doit conseiller principalement les arts mécaniques, l'agriculture, les voyages lointains, en un mot tous les genres d'exercice, heureux quand l'amitié sème ses distractions sur les pas du promeneur solitaire. Un mélancolique se plaignait à Socrate de n'avoir tiré aucun profit du voyage qu'il lui avait conseillé : *C'est que vous n'avez voyagé qu'avec vous-même*, répondit le philosophe.

CHAPITRE X.

Percepta ou les passions de l'âme.

Le septième chapitre de l'hygiène, traitant de l'influence des passions de l'âme sur la santé, est l'un des plus importants; aussi, dès la plus haute antiquité, médecins et philosophes ont-ils signalé les influences du moral sur le physique, et cette action s'exerce comme cause et comme guérison des maladies, enfin comme durée de la vie. Nous ne croyons pas devoir insister sur des questions que nous avons traitées avec une étendue suffisante dans notre *Hygiène philosophique de l'âme et dans notre longévité humaine*. Qu'il nous suffise cependant de rappeler ici que toutes les vertus sont favorables à la bonne santé, et rendent l'organisme moins accessible aux maladies aiguës et aux affections chroniques. On connaît les ravages des mauvaises passions et des vices sur l'organisme le plus sain. « Là où les passions ont longtemps séjourné, dit la marquise de Lambert, elles font payer chèrement leur empire. » Le plus sage des hommes, Socrate, fut exempt des épidémies qui désolèrent Athènes. Zénon de Cittium, le fondateur du *Portique* donna l'exemple de toutes les vertus, et les Athéniens reconnaissants lui érigèrent un tombeau dans le Céramique, avec une couronne d'or. Il prolongea sa vie, exempte d'infirmités, jusqu'à 98 ans. Autisthène mourut dans un âge avancé. Épiménide fut réputé avoir dormi dans une caverne, tant il dépassa le terme ordinaire de la vie humaine. Les théologiens figurent à la tête des tables de longévité, et il n'était pas rare de trouver des centenaires parmi les moines du mont Athos et les solitaires de la Thébaïde, voués au travail, à l'étude et à la prière. Saint Antoine, l'instituteur de la vie monastique, vécut 105 ans, l'ermite Paul, 115; le premier se nourrissant exclusivement de pain; le second ne mangeant que des dattes.

Aureng-Zeyb est pour ainsi dire le seul tyran qui soit mort vieux. Ajoutons toutefois que l'égoïsme, vice méprisable, est favorable à la longévité : Fontenelle en est le plus éclatant exemple. Génie prodigieux, mais cœur froid et égoïste, presque dénaturé, Gœthe prolongea sa carrière jusqu'à 83 ans. On ne saurait trop combattre le penchant à la mélancolie qui a compté tant de victimes. Le célèbre acteur de la comédie italienne, connu sous le nom de Joseph-Dominique, figurait dans la troupe que Mazarin manda à Paris en 1660. Il jouait dans la perfection les rôles d'Arlequin. Son jeu était naturel, rempli d'entrain et de saillies originales. Dans la vie privée c'était un homme très considéré, très sérieux et très mélancolique ; il mourut à l'âge de 48 ans. De ses deux fils, l'un, filleul de Louis XIV et mort très jeune, composa plusieurs comédies et entre autres *Arlequin misanthrope.* L'autre, mort également à 53 ans, joua avec le même succès les rôles de son père ; on lui doit l'*Œdipe travesti*, parodie de la tragédie de Voltaire, et *Agnès de Chaillot*, parodie d'*Inès de Castro* de Lamotte. Un jour, un malade consumé par la mélancolie, se présente à la consultation de Sylva et lui demande un remède à son mal : *allez voir Arlequin*, lui dit le médecin, chanté par Voltaire. Malheureusement le malade était le seul qui ne pouvait aller voir Arlequin ; c'était Arlequin lui-même. Chez Zimmermann, la mélancolie, entretenue par la solitude, fut poussée jusqu'à l'aliénation et chez l'auteur des *Confessions* jusqu'au suicide peut-être. D'après Aristote, tous les hommes remarquables de son siècle furent mélancoliques. Pourquoi? Parce que sans doute ils avaient reconnu le néant des choses humaines et que, pareils à Salomon, ils pensaient que tout est vanité. Nous en dirons autant des poëtes et des musiciens. Le Dante, le Tasse, Pétrarque, Camoëns, Milton, Molière, Corneille, André Chénier, Châteaubriand, Millevoye, Schiller, Byron, Pope, Alfred de Musset, payèrent leur gloire, et la mélancolie assombrit et abrégea leur carrière. On croirait que les musiciens qu'on se représente comme les enfants du caprice et de l'imagination, ne doivent pas donner accès dans leur âme à la tristesse qui consume, et que tous ressemblent à Lulli à qui Molière disait souvent : *Allons, Lulli, fais-nous rire.* Nous avons vu de nos jours à quel point Boieldieu et Paganini étaient sombres et tristes. Mais, en ce genre, c'est

Beethoven et Mozart qui ont montré l'humeur la plus mélancolique. Beethoven, il est vrai, eut de grandes traverses à essuyer ; et il passa dans son village les dernières années de sa vie, défiant et ombrageux ; mais on s'étonne qu'un génie aussi puissant ait pu concevoir quelque chagrin des succès de Rossini à Paris. L'auteur de *Fidelio* et de tant d'harmonies immortelles pouvait-il donc craindre qu'une autre gloire pût jamais s'attaquer et se comparer à celle de Mozart son maître et son modèle et à la sienne. Pauvre Mozart, devant qui tout autre génie doit s'incliner, et que nul jamais n'égalera, quelle étrange destinée que la sienne ! On sait qu'en 1770, âgé à peine de 14 ans, il reproduisit, après l'avoir entendu une seule fois, le célèbre *Miserere* d'Allegri que l'on chantait le Vendredi-Saint dans la chapelle Sixtine et dont il était défendu de donner copie sous peine d'excommunication. Le Pape, à qui cette audace fut révélée voulut le voir et, quant Mozart tout tremblant vint se jeter à ses pieds, le Pape le releva et pressa dans ses bras ce glorieux enfant. Il n'eut pas le même bonheur à la cour de Vienne. Tandis que Jules II et Léon X traitaient Raphaël et Michel-Ange comme des princes, Joseph II, justifié, il est vrai, par de terribles inquiétudes prit timidement le parti de Mozart contre ses ennemis, et là comme toujours chez les grands, il se trouva un reptile, le comte de Rosenberg qui se mettant à la dévotion d'un médiocre rival, Salieri, ne cessa d'entraver la représentation des *Nozze*. Heureusement pour sa gloire, le public de Vienne accueillit avec enthousiasme le chef-d'œuvre qui ne devait être surpassé que par le *Don Juan* ; suivant les biographes, Mozart dans la coulisse criait aussi *bravo!* mais ce *bravo* s'adressait au chanteur Benucci et à sa voix de stentor; et quand le grand artiste eut entonné l'air *Cherubino, alla vittoria, alla gloria militar* ! toute la salle transportée était debout, et les musiciens de l'orchestre brisaient les archets sur leurs pupitres à force d'applaudir. Eh bien? après des chefs-d'œuvre incomparables, on laissa Mozart dans la détresse; sa femme et ses deux enfants restèrent dans une misère profonde; il mourut à l'âge de 36 ans d'une fièvre cérébrale. La maladie épuisa ses dernières ressources; ses meubles et les livres de sa bibliothèque furent vendus un à un; son *Requiem* ne put être chanté à ses funérailles. Il fut transporté à sa dernière demeure le 5 décembre 1791 sur le corbillard des pauvres, au bruit de l'ouragan déchaîné; l'orage éparpilla le petit nombre d'assistants; il n'y eut pas un seul ami, pas une larme, pas un adieu, quand ce grand homme fut descendu dans la fosse!

CHAPITRE XI.

Des saisons.

Depuis 1582, le calendrier grégorien fondé sur le mouvement du soleil [1], ayant dans la plus grande partie de l'Europe remplacé le calendrier julien, les astronomes assignent au commencement et à la durée des saisons, les mêmes époques de l'année. C'est donc aux mêmes dates que reviennent très approximativement les mêmes phénomènes météorologiques et que sont fixés les travaux de l'agriculture. Nous avons la prétention de croire et de prouver qu'une hygiène des saisons est plus pratique et plus utile qu'un traité d'hygiène générale et dogmatique, et qu'elle est plus à la portée des gens du monde, c'est-à-dire du plus grand nombre. C'est la seule branche de

[1] C'est au médecin Louis Lilio qu'est due cette réforme importante. Son projet, présenté au pape Grégoire XIII, devint la base du calendrier pour tous les États catholiques ; les États protestants se refusèrent d'abord à admettre une réforme qui venait de la cour de Rome. Mais enfin la vérité se fit jour. L'Allemagne adopta le calendrier grégorien en 1700, l'Angleterre en 1752 et la Suède en 1753.

la médecine que nous leur recommandons. Si nous regardons comme pernicieux tout demi-savoir et même la lecture des livres de médecine, il en est tout autrement de l'hygiène. En l'absence même d'études spéciales, elle fournit l'indication des règles du régime, et enseigne ce qui nuit à la santé, quelle conduite chacun doit tenir pour la conserver saine et pour éviter les maladies qui la troublent. La gymnastique, en particulier, est entrée aujourd'hui dans l'enseignement et nous nous sommes demandé, si on ne devrait pas y introduire également les autres parties de l'hygiène. Cette instruction serait de la dernière utilité pour les marins, pour les soldats et pour les ingénieurs; il est très peu d'industries et de métiers où il ne devînt utile d'enseigner quelques règles de régime. Toutefois nous sommes forcé de donner, non pour le médecin qui a surabondamment les connaissances préliminaires, mais pour les gens du monde qui peuvent les ignorer et nous lire, quelques notions très courtes et cependant indispensables sur les saisons.

Nos quatre saisons ont été désignées chez tous les peuples éclairés de l'antiquité. Mais chez tous elles n'avaient ni la même signification, ni la même durée. Nous n'en fournirons qu'un exemple. Voici en quels termes Euripide les caractérise :

> De quatre mois est l'esté chaleureux,
> Et tout autant dure hyver le heureux;
> La moitié moins dure le bon automne,
> Et le printemps autant que lui fleuronne.

Les saisons diffèrent sur chaque point du globe, et sont dues à l'influence solaire et au double mouvement de rotation et de translation [1] de la terre. Hatons-nous d'ajouter que les astronomes les règlent ainsi avec une rigueur mathématique, tandis que les météorologistes et les hygiénistes, considérant surtout la marche ordinaire de la température ont fait l'hiver des trois mois les plus froids, qui sont décembre, janvier et février; mars, avril et mai forment le printemps ; juin, juillet et août, l'été ; septembre, octobre et novembre, l'automne. Un très petit nombre de météorologistes sont restés fidèles à la fixation astronomique qui fait commencer l'hiver au 21 décembre. Si ces divisions sont justes pour l'Angleterre, la Belgique, la France, la Suisse, l'Allemagne et le nord de l'Italie, qui sont des pays essentiellement tempérés, elles devraient différer pour les tropiques et les peuples voisins des tropiques, ainsi que pour les régions polaires et les peuples qui en sont voisins, indépendamment des causes multiples qui font varier le climat de chaque lieu.

Comme toutes les autres planètes, la terre tourne autour du soleil dans un plan appelé écliptique, et accomplit cette révolution en 365 jours, 6 heures, 56 minutes, 4 secondes ; elle tourne sur son axe en 23 heures, 56 minutes, 4 secondes. Cet axe fait avec le plan de l'écliptique un angle de 66 degrés 31 minutes, du premier de

[1] La terre exécute plusieurs autres mouvemments dont nout n'avons pas à tenir compte. Le principal est celui qui produit le phénomène important connu sous le nom de précession des équinoxes. Il est occasionné par l'attration combinée du soleil et de la lune sur l'équateur terrestre, d'où résulte le changement de l'axe de la terre. Cette révolution s'accomplit en 25,867 ans. La rétrogradation de l'équinoxe sur l'écliptique est de 50''103 par an. Depuis la formation du plus ancien catalogue, le lieu de l'équinoxe a rétrogradé de 30° environ. L'effet de la précession des équinoxes est d'imprimer un mouvement apparent aux étoiles et de déplacer l'étoile polaire. Dans 12 mille ans, l'étoile *α* de la lyre sera l'étoile polaire et ne sera éloignée du pôle que de 5°.

ces mouvements résultent les saisons ; du second, la nuit et le jour. Quand on connaît la distance de la terre au soleil, qui est en moyenne de 37 millions de lieues, on doit comprendre qu'elle est l'effrayante vitesse qu'elle parcourt en une seconde ; cette vitesse est d'environ 7 lieues. Aucune vitesse, ni celle des vents, ni celle de la foudre ne peuvent en donner une idée, même approximative.

L'équateur est un cercle également distant des pôles qui partage la terre en deux parties égales ; l'une a été appelée hémisphère boréal, l'autre hémisphère austral ; les quatre points cardinaux sont déterminés, deux par les pôles, et les deux autres, placés sur l'équateur, par le lever et le coucher du soleil aux équinoxes ; on appelle zénith le point situé au-dessus de la tête de l'observateur, nadir le point opposé.

Comme tout cercle, l'équateur est partagé en 360 parties que l'on nomme degrés, désignés par le signe °. On partage chaque degré en 60 minutes, désignées par le signe ', chaque minute en 60 secondes, désignées par le signe ", etc. Si l'on partage le méridien en 360 parties, on a 180 cercles parallèles à l'équateur ; en donnant à la terre 9,000 lieues de circonférence, chaque cercle est distant de 25 lieues ; on a donné le nom de latitude à l'espace compris entre chacun d'eux : la latitude d'un lieu est donc sa distance à l'équateur. Il y a autant de zéniths et de nadirs différents, qu'il y a de points à la surface de la terre ; on peut supposer des lignes passant par ces deux points et les pôles du globe ; on a établi autant de ces lignes qu'il y a de degrés sur l'équateur, c'est-à-dire 360.

La distance qu'il y a entre ces lignes conventionnelles est un degré de longitude ; la quantité de lieues contenues dans un degré de longitude est de 25 lieues à l'équateur et diminue en allant vers les pôles.

On donne le nom de tropiques à deux cercles éloignés l'un et l'autre de l'équateur de 23° 28'. L'un, le tropique du cancer, se trouve dans l'hémisphère septentrional, et touche l'écliptique au premier point de l'écrevisse ; le soleil paraît d'écrire ce cercle le 21 juin. L'autre, le tropique du capricorne, est ainsi nommé, parce qu'il touche l'écliptique, au premier point du capricorne ; le soleil paraît décrire ce cercle le 21 décembre. La zone qu'ils forment, divisée en deux parties égales a reçu le nom de zone torride.

On admet encore deux grands cercles qui coupent l'équateur et l'écliptique en deux points et qui se rencontrent aux pôles du monde ; l'un s'appelle colure des équinoxes, et l'autre colure des solstices. Le premier coupe l'équateur et l'écliptique dans les premiers points du bélier et de la balance, où se font les équinoxes du printemps et de l'automne ; l'autre coupe l'équateur et l'écliptique aux points du cancer et du capricorne, qui sont le solstice d'hiver et le solstice d'été, où l'on voit les jours les plus courts et les plus longs jours.

Si l'axe de la terre était dans le sens de l'équateur, l'écliptique se confondrait avec lui, et tous les jours seraient égaux ; mais cet axe est incliné, et l'écliptique forme un grand cercle qui coupe l'équateur en deux points ; quand la terre se trouve à l'intersection de ces deux points, les équinoxes ont lieu. Le soleil paraît alors immédiatement au-dessus de l'équateur. Toutefois, cette intersection se fait en un point mathématique et l'équinoxe n'a pas de durée ; la terre s'éloignant aussitôt dans le plan de l'écliptique, change de position à l'égard du soleil ; cet astre paraît s'éloigner de l'équateur pendant 3 mois. Parvenue au 23° 28' de l'équateur, la terre a acquis l'un des points de son orbite connus sous le nom de solstice ; le jour est alors le plus long et le plus court. Alors le soleil paraît se rapprocher peu à peu de l'équateur, et se retrouvant au-dessus après trois mois environ, produit le second équinoxe. Il s'éloigne de l'autre côté de l'équateur de 23° 28', et puis recommence encore la même course apparente. Ce double mouvement a lieu dans environ une année.

Enfin, pour compléter la notion des saisons et des climats astronomiquos, on admet deux cercles imaginaires, distants des pôles de 23° 28', et nommés cercles polaires. L'un, situé au nord, est le pôle arctique ; ce nom lui vient de la constellation Arcturus, qui en est très rapprochée ; l'autre situé au sud est le pôle antarctique. Entre les tropiques et les cercles polaires, sont deux larges zones qui se trouvent du 23° 28' au 66° 3' de latitude. Ces zones, qui forment la plus grande partie de la terre habitable, ne sauraient toutes être dites les zones tempérées. Elles ne peuvent avoir le soleil à leur zénith, comme sous les tropiques ; mais elles ne le perdent jamais de vue comme sous le cercle polaire.

D'après la distribution de la lumière sur les diverses parties du globe, les astronomes ont divisé chaque hémisphère en 30 climats. Dans les 24 premiers, la longueur des jours croît d'une demi-heure en allant de l'équateur vers les pôles; dans les six derniers qui sont au delà des cercles polaires, le jour augmente d'un mois pour chaque climat. Dans le premier qui s'étend de 8° 25' de chaque côté de l'équateur, le plus long jour est de douze heures et demie, le plus court de onze et demie. Dans le deuxième qui s'étend jusqu'à 16° 25', le plus long jour est de 13 heures, le plus court de 11. Ainsi de suite jusqu'au 24e climat, qui s'étend de 66° 28' jusqu'à 66° 31' et comprend le pays des Samoyèdes; le plus long jour est de 24 heures, le plus court de 0. Dans le 25e, qui s'étend de 66° 31' jusqu'au 67° 21', il y a dans l'année un mois entier de jour et un mois de nuit. La partie méridionale de la Laponie est comprise dans ce climat. Au Groënland, il y a deux mois de jour et deux mois de nuit. A la Nouvelle-Zemble, la grande nuit est de trois mois; elle est de cinq au Spitzberg. Dans le 30e climat, qui s'étend du 84° 6°, jusqu'au pôle, il y a 6 mois de jour et 6 mois de nuit alternativement.

La terre tournant sur elle-même en 24 heures, présente toujours une moitié de sa surface au soleil qui l'éclaire de ses rayons, tandis que l'autre moitié est plongée dans l'obscurité. A l'époque de l'équinoxe, la lumière, avons nous fait observer, se répand également de l'équateur au pôle. Il y a 12 heures de jour et 12 heures de nuit par tout le globe. Si la terre tournait autour du soleil dans le plan de l'équateur, il en serait toujours ainsi; mais on n'observe ce phénomène dans aucune planète; dans Jupiter, qui est incliné de trois degrés seulement, les deux plans de l'écliptique et de l'équateur sont si peu différents, que les jours sont à peu près égaux en tout temps. Sur la terre, son axe incliné penche vers le soleil, dont la lumière s'étend vers le pôle, tourné de son côté, d'autant de degrés que celui-ci est incliné. Il en résulte que le pôle opposé reçoit d'autant moins de lumière. Un hémisphère perd en clarté ce que l'autre gagne. Comme la terre met un peu plus de temps pour aller de l'équinoxe du printemps à celui d'automne, que pour revenir de celui-ci à l'équinoxe du printemps, le pôle nord a un peu plus de six mois de jour, le pôle sud un peu plus de six mois de nuit.

L'orbite de la terre étant une ellipse, dont le soleil occupe un des foyers, il en résulte que la planète se trouve tantôt plus près, tantôt plus loin de l'astre autour duquel elle gravite; l'attraction agissant en raison du carré des distances, la terre doit circuler d'autant plus vite qu'elle est plus près du soleil et *vice versa*. Ainsi, notre été, ou bien l'intervalle qui sépare l'équinoxe du printemps de celui d'automne est plus long que celui qui sépare ce dernier de celui du printemps. Nous le répétons, dans la course apparente du soleil dans l'écliptique, on distingue les saisons par la position de cet astre. Le printemps commence quand le soleil paraît au premier point de la constellation du Bélier; au commencement de l'été, il entre dans le Cancer; son apparition au premier point de la Balance indique l'automne. Sa présence dans le Capricorne annonce l'hiver. La terre emploie pendant le printemps, 92 jours, 21 heures, 16 minutes; l'été, 93 jours, 13 heures, 52 minutes; l'automne, 89 jours, 17 heures, 8 minutes; l'hiver, 89 jours, 1 heure, 30 minutes : total, 365 jours, 5 heures, 47 minutes. Dans notre hémisphère, c'est à l'époque du plus grand éloignement du soleil que la température est la plus élevée. Cela dépend de ce qu'à cette époque, ses rayons frappent moins obliquement la surface du globe. Les rayons solaires se décomposent en deux, dont l'un est parallèle et l'autre perpendiculaire à la surface du globe ; celui-ci qui est le seul effectif diminue dans le même rapport que l'obliquité augmente, le nombre des rayons qui agit sur le même point est d'autant plus considérable que leur incidence est moins oblique. Sa chaleur augmente lorsque les jours croissent, parce que le soleil reste plus longtemps sur l'horizon et que l'obliquité de ses rayons diminue. Quand le soleil arrive au tropique du Cancer, la chaleur n'est cependant pas la plus graude, parce qu'elle n'est jamais l'effet de l'action instantanée du soleil ; elle se compose des actions exercées successivement et que l'absence du soleil n'a pas détruites. Ainsi, la chaleur n'est point à son *maximum* à midi, quoique alors l'action soit la plus puissante, d'où il résulte que la chaleur est plus considérable, lorsque le soleil descend du tropique du Cancer à l'équateur. De même, le froid n'est pas le plus intense lorsque l'action instantanée du soleil est à son *minimum* ; il augmente pendant que la somme de ces actions longtemps continuées diminue.

Entre les tropiques, on n'observe que deux saisons, l'été et l'hiver, et on ne les distingue que par la sécheresse et l'humidité. L'approche du soleil vers le zénith d'un lieu quelconque est marquée par des pluies continuelles, qui diminuent la chaleur; on prend ce temps pour l'hiver. Lorsque le soleil s'éloigne du zénith, l'humidité diminue; ce temps est pris pour l'été. Le soleil passe deux fois dans l'année par le zénith des peuples qui sont sous l'équateur; aussi ces peuples ont-ils deux étés et deux hivers. Il n'en est pas ainsi de ceux qui sont situés vers les tropiques; quoique le soleil passe deux fois à leur zénith, comme il s'écoule très peu de temps entre ces deux passages, on confond les deux hivers et on n'y observe que deux saisons.

On ne saurait admettre le cours de quatre saisons pour les régions polaires, ainsi que certains voyageurs continuent à les désigner, en ne tenant compte que de l'époque de l'année où elles règnent dans les climats tempérés. Il n'y a que deux saisons sous les pôles et même dans les régions qui en sont voisines. On y trouve un été court et un hiver pour ainsi dire perpétuel. On sait par quelques exemples funestes que la Nouvelle-Zemble, le Spitzberg sont inhabitables. Les vaisseaux d'Arkhangel et ceux de quelques nations y viennent tous les ans pour y pêcher la baleine, les squales et les phoques qui autrefois étaient très nombreux dans ces parages, mais qui sont infiniment plus rares aujourd'hui, à cause de la guerre acharnée qui leur est faite. M. le professeur Martins, de Montpellier et M. Marmier, de l'Académie française, sont peut-être les seuls Français survivants qui aient fait le voyage du Spitzberg dont l'Anglais Willoughby et le Hollandais Barentz s'attribuèrent la découverte, et dont, en 1773, Philipp fit le tour. L'honneur de cette découverte est généralement attribué à Barentz, pendant son troisième voyage dans l'Océan glacial (juin 1596), honneur chèrement acheté; car le courageux navigateur périt sur les côtes de la Nouvelle-Zemble en cherchant une route vers l'Orient. La mer n'est libre de glaces que des premiers jours de juillet au quinze août. C'est l'époque où arrivent les navires pour la pêche de la baleine; on y voit alors le thermomètre marquer quelquefois 1° et même + 3°4. L'aspect de l'île est épouvantable; elle est formée de rochers noirs et déchirés, couverte de glaces et de neiges, où l'on découvre sur les côtes quelques pierres tumulaires, et dans l'intérieur quelques ossements humains, seuls indices du séjour passager de l'homme sur cette île désolée. Dans l'Océan antarctique règnent des températures plus excessives aux mêmes latitudes.

Quelques contrées voisines du cercle polaire ont de même un été très court et un hiver long et cruel qui en rendent l'habitation presque impossible. Ainsi la Sibérie, qui est aussi grande que l'Europe, compte à peine trois millions d'habitants qui peuvent, quoique d'un courage surhumain, y trouver difficilement des moyens d'existence; aussi la population est-elle très rare et très misérable et l'accroissement en est-il impossible. Le printemps est la saison la plus cruelle, tout le produit de la chasse d'automne étant épuisé et les rivières ne fournissant pas encore de poissons; c'est au mois de mai seulement que la Kolima et les autres fleuves de la Sibérie rompent leurs glaces. Nijné-Kolinsk est, il est vrai, dans la région arctique, la mi-mars est considérée comme le commencement du printemps, ce qui n'empêche pas le thermomètre de descendre à — 39°. En novembre le froid devient très rigoureux; le vent du nord qui règne presque constamment, pousse des monceaux de neige et de *chasse-neige-métel* qui tombe à flots et font disparaître toute trace de route. Toutes les villes de Sibérie, Tobolsk, Iakoutsk, Irkoutsk ont une température plus rigoureuse que les villes d'Europe placées sous le même degré de latitude.

La plupart des voyageurs et des météorologistes, ont émis l'opinion que l'hémisphère austral était plus froid que l'hémisphère boréal, ce qui ne nous paraît pas appuyé sur des preuves satisfaisantes et sur un assez grand nombre d'observations. Ils fondent leur opinion sur la plus grande masse des mers qui baignent les continents de l'hémisphère austral; or c'est le résultat opposé qu'on devrait s'attendre à rencontrer, la proximité d'une grande mer ayant pour effet d'atténuer le climat d'un lieu. Forster dit, il est vrai, qu'en plein été les montagnes de la Nouvelle-Géorgie restent couvertes de glaces et de neiges jusqu'à la mer. Ce navigateur a prétendu en outre que la côte occidentale de la Terre-de-Feu était une chaîne de rochers nus, dont les sommets étaient toujours couverts de neiges. Dans ses deux tentatives pour franchir le cercle polaire sud, Dumont-Durville fut arrêté par l'accumulation des glaces. Mais il fut franchi par Cook dans son second voyage, et le commandant James Ross trouva la mer libre jusqu'à 78°4', où il découvrit la terre *Victoria* que depuis aucun navigateur n'a revue. Il pleut tous les jours à la Terre-de-Feu, et le sol est constamment mouillé, ce qui en rend l'aspect et le séjour très désagréables. Si pendant l'été le thermomètre ne monte guère au-dessus de 9°, il descend rarement à 0° pendant l'hiver ; on y voit souvent les hommes nus; les arbres atteignent un grand développement. La météorologie de ces régions est donc très peu connue. Le soleil demeure neuf jours de moins dans l'hémisphère austral que dans l'hémisphère boréal, et, si en réalité le premier est plus froid que le second, c'est en grande partie à cette cause qu'il faut l'attribuer.

CHAPITRE XII.

Hygiène de l'hiver.

Dans notre *Traité de Météorologie* (t. II, p. 254), nous avons inséré la table curieuse de Guillaume Mahlmann sur les températures moyennes, annuelles et saisonnières, de 305 lieux, en indiquant la latitude, la longitude et la hauteur au-dessus du niveau de la mer de chaque localité. On y voit, ce que du reste l'expérience avait surabondamment démontré, que la température dépend surtout de la latitude, en même temps que les lignes d'égale température s'écartent fortement des lignes géographiques. C'est en vue de ces différences qu'on a imaginé de tracer un équateur thermique et des pôles de froid, en partageant par des lignes isothermes l'espace compris entre ces points opposés. Ces lignes suivent des courbes très inégales et en apparence très capricieuses. Ainsi, la température moyenne de l'équateur varie de 27° à 29°. La principale cause qui produit ces inégalités est la hauteur au-dessus de la mer. Ainsi à Quito 0°14' lat. la moyenne est de 15°6, tandis que à la Havane 23°9 la température moyenne est de 25°. On sait également que sur les rivages maritimes les hivers sont moins froids et les étés moins chauds que sur les continents.

« La terre entière est la patrie de l'homme, avons-nous dit autre part (*De l'influence des climats sur l'homme*, t. I, p. 1), il vit sous les feux de l'équateur, comme au milieu des glaces du cercle polaire. » L'expérience nous a appris à faire quelques réserves sur cette assertion. Aussi en traitant des conseils hygiéniques de l'hiver, ne parlerons-nous des hivers polaires que pour déplorer le sacrifice de tant de vies humaines qui a été fait depuis deux siècles, afin d'explorer ces régions inhospitalières sans utilité réelle et sans intérêt pratique. Nous sommes au nombre des hommes d'études, pour qui rien n'est indifférent dans la science et dans la nature ; mais de nombreux et terribles exemples ont surabondamment prouvé que les explorateurs des régions arctiques poursuivent une dangereuse chimère, et que toutes les découvertes sont trop chèrement payées au prix de la vie de plusieurs navigateurs célèbres et quelques autres obscurs et courageux matelots qui, ignorants de ces dangers pour ainsi dire certains, se sont associés à des aventures presque insensées. Que cherche-t-on en effet? Les clefs des pôles. Si par impossible le pôle était atteint, ce serait assurément une grande victoire du courage et du génie des enfants de Japhet. On parle des progrès de la météorologie. On connaîtra le degré de froid ; on saura s'il existe un continent, ou la continuation d'une mer de glace. La découverte des pôles magnétiques était plus importante que celle des pôles du monde; cette découverte due au commandant James Ross, n'a pas été contrôlée. Personne n'a revu la terre *Victoria* où se trouve le pôle magnétique austral. L'île à peine découverte, l'intrépide Anglais se hâte de la quitter dans la crainte d'être enfermé dans les glaces, et d'y périr lui et sa gloire. D'autres navigateurs ont-ils retrouvé le pôle magnétique boréal de Boothia Félix? Avec quelle déception le célèbre marin constate cette grande découverte, qui tiendra une demi-page dans les ouvrages de physique et de météorologie! « On pourrait croire, dit ce navigateur célèbre que le pôle magnétique ressemble à la montagne fabuleuse de *Sindbad le Marin*, que c'est au moins une montagne de feu ou d'aimant, aussi haute que le Mont-Blanc; il n'en est rien. La nature n'a élevé aucun monument à cette place, qu'elle a choisie comme le centre d'un de ses plus mystérieux pouvoirs. Nous n'eûmes qu'un regret : ce fut de n'avoir pas les moyens de réparer l'oubli de la nature, et d'élever sur cette côte basse et désolée une pyramide de pierre assez solide pour résister aux ravages du temps et des Esquimaux. » Voici en quels termes Ross décrit le climat de Boothia-Felix [1] : « Au solstice d'été, il y gelait toutes les nuits; le soleil d'hiver en Angleterre est rarement ce qu'était celui d'été dans cette déplorable région. Telle est cependant la contrée où l'homme trouve moyen de vivre et de vivre heureux.

[1] Si nous admirons le courage du commandant James Ross, nous rendons également justice au sentiment de gratitude qui lui fit donner à cette terre désormais célèbre le nom de *Boothia-Félix*, en souvenir du généreux manufacturier Booth qui avait fourni les fonds de l'expédition.

En lisant la relation des explorateurs des terres et des mers polaires, nous avons en effet remarqué ce contraste : les Esquimaux sont très gais, tandis que les différentes tribus de la Sibérie : Toungouses, Iakoutes, Youkoguires, Samoyèdes, portent sur leurs visages l'empreinte d'une morne tristesse. C'est aux privations effrayantes dont souffrent sans exception les habitants de la Sibérie, que cette sombre humeur doit être attribuée, tandis que les disettes sont plus rares chez les Esquimaux ; mais quelles que soient les souffrances, l'homme s'attache au sol qui l'a vu naître, non moins que les fauves de ces affreuses régions, et l'on a remarqué que les Esquimaux, ainsi que les Lapons et les Islandais qu'on a voulu conduire dans des climats plus doux ont regretté le ciel âpre de leurs pays de glaces et de neiges éternelles ; tant l'habitude a d'empire sur ces cœurs fermés à tout autre sentiment qu'à celui des passions les plus grossières [1].

A quelles souffrances, à quels dangers ne s'exposent pas les courageux explorateurs des mers polaires ! L'un des derniers, le lieutenant Frayer, communiquant à la Société géographique de Vienne quelques-uns des résultats de ses observations, rapporte que, le 14 mars 1874, leur thermomètre au lever du soleil marquait — 36°6. Avec ce froid énorme, les voyageurs voulant boire du rhum furent obligés de ne point toucher de leurs lèvres le bord en métal des coupes ; car le contact de celles-ci

[1] Quelques voyageurs, cependant, rapportent que les sentiments humains ne sont pas étrangers aux races dégénérées qui habitent les pôles. Quand ils ont perdu un enfant ou une femme qu'ils aiment, dit Pellot, ils restent plusieurs jours sans manger, déchirent leurs vêtements, brisent leur fusil et s'exposent ainsi à mourir de faim et de froid.

aurait été aussi dangereux que s'il avait été rouge. Le rhum avait perdu toute sa force et sa fluidité, il était fade et aussi épais que de l'huile. Il était impossible de fumer; les cigares et les pipes se transformaient en un morceau de glace. Le métal des instruments était, comme celui des coupes, semblable au contact du fer rouge. Le froid, arrivé à ce degré, paralyse la volonté et rend la démarche incertaine et les sens obtus. Malgré l'humidité de l'air, une sensation désagréable de sécheresse se fait sentir. L'effet constant du froid est une soif intense. Si l'on s'arrête, la plante des pieds devient insensible.

On voyage quelquefois dans la terre de Rupert par 40 et même 50 degrés au-dessous de zéro. « Mais quand la brise du Nord nous fouettait le visage, dit Bellot, on ne peut se figurer l'impression qu'on en ressent même par un froid de — 30°. Nous comparions la douleur que nous éprouvions à celle d'un homme dont on cinglerait la peau avec des lanières de cuir. Il semble, en effet, que chaque bourrasque emporte des lambeaux de l'épiderme. A cette cuisson de la peau, succède un état d'engourdissement, pendant lequel les parties affectées deviennent bleuâtres, le sang se retire; si, par malheur, elles blanchissent, c'en est fait, elles sont inévitablement gelées. »

On s'étonne que la constitution humaine résiste à d'aussi épouvantables intempéries. L'amiral Wrangell rapporte dans quel état lamentable il se trouvait, après avoir passé deux années sous l'affreux climat de la Sibérie et au milieu des glaces de la mer polaire. Un plus mémorable exemple encore est celui de James Ross : « après quatre années passées dans les mers arctiques, dit ce navigateur célèbre, la vue des glaces et des neiges était pour nous un tourment, une souffrance, un sujet de désespoir presque continuel dans une région où pendant plus de la moitié de l'année, on n'a au-dessus de sa tête que de la neige, où l'ouragan a des ailes de neige, où le brouillard est à la neige, où le soleil ne se montre que pour briller sur la terre couverte de neige, où l'haleine qui sort de la bouche se change en neige, où la neige s'attache aux cheveux, aux cils et aux vêtements, où elle remplit nos chambres, nos plats et nos lits... où la neige enfin, quand elle ne pourrait plus nous être d'aucun usage, servirait à former nos cercueils et nos tombes ; nous préparâmes tout pour notre départ définitif ; c'était le 28 mars 1832. » Il raconte toutes les péripéties du retour ; enfin le 26 juillet 1833, étant dans le détroit de Barrow, ils découvrirent une voile en mer. Répondant à leurs signaux de détresse, le navire envoya vers eux une embarcation, dont l'officier leur dit que sans doute ils avaient perdu leur bâtiment, que son navire était l'*Isabelle*, de Hull, autrefois commandée par feu le commandant Ross. Il leur apprit qu'il était lui-même le commandant Ross. L'officier répondit d'abord avec des marques d'incrédulité, prétendant qu'il y avait deux ans que le commandant Ross était mort ; et le gouvernement anglais avait envoyé le capitaine Humphreys à sa recherche. Enfin tout s'expliqua ; et l'on comprit que l'erreur fût facile. Car jamais, dit Ross, on n'avait pu voir une réunion d'êtres humains aussi misérables, couverts de guenilles et avec une maigreur et une pâleur de spectres hideux.

Faut-il évoquer les noms de toutes les victimes des mers polaires? Du Danois Barentz, mort dans son second voyage sur les côtes de la Nouvelle-Zemble? de Berhing qui périt également dans une petite île auprès de Kamtchatka? Celui du navigateur anglais Henri Hudson, qui, après avoir découvert le fleuve et la baie qui portent son nom, périt d'une affreuse mort dans un second voyage; car les vivres venant à manquer, son équipage révolté le mit lui et son fils dans une frêle embarcation que la mer engloutit, et depuis on n'entendit plus parler de cet infortuné; du lieutenant Bellot, notre compatriote; de sir John Franklin, mort si misérablement sur la terre du roi Guillaume, le 11 juin 1847, après avoir découvert le passage du N.-O. septentrional avant Mac-Klure. Ajoutons que pendant de longues années, l'Angleterre a employé plus de vingt millions à la recherche de ce navigateur célèbre.

Il est vrai que le baron de Nordenskiold a accompli sur le *Véga* le triomphal voyage à travers les hautes mers du Nord jusqu'au détroit de Berhing, lorsque l'équipage américain la *Jeannette* s'est perdu sur les côtes de la Sibérie et que la plupart de ceux qui la montaient ont péri misérablement. Aussi avons-nous éprouvé une secrète joie, quand nous avons vu l'intrépide Suédois ne point donner suite à une nouvelle expédition aussi périlleuse. La première suffit à sa gloire. On dit cependant qu'il se propose de faire le tour du Groënland, ce qui n'a point encore été accompli.

La plupart des expéditions polaires n'ont d'intérêt qu'au point de vue géographique. Nous le répétons : Nous sommes au nombre des curieux que toute question scientifique a le droit de passionner. C'est avec un regret amer que nous vîmes un secrétaire perpétuel de l'Académie des sciences, membre de l'Académie française faire franchir le cap de Bonne-Espérance à Christophe Colomb pour aller à la découverte de l'Amérique. On demandera peut-être comment Amédée Latour laissa insérer cette erreur grossière dans l'*Union médicale*; en voici la raison : Flourens s'était réservé la correction des épreuves qui étaient envoyées directement à l'imprimerie.

Ainsi nous écrivons principalement pour les pays tempérés, il ne sera question qu'accessoirement des autres. D'après 46 années d'observations (1806-1857), voici d'après Arago les températures moyennes de chaque mois à Paris :

MOIS.	MAXIMA.	MINIMA.	MOYENNES.
Janvier.	5°02	0°87	2°07
Février.	7 31	0 67	3 99
Mars	10 01	3 15	6 58
Avril..	13 12	6 51	9 81
Mai.	18 38	10 67	14 52
Juin.	21 12	13 56	17 34
Juillet.	22 67	15 41	19 04
Août..	22 42	14 57	18 49
Septembre..	18 85	12 08	15 46
Octobre.	14 64	7 30	10 97
Novembre.	9 67	3 91	6 79
Décembre.	6 85	0 33	3 59
Températures annuelles..	14°17	7°27	10°70

On voit que décembre, janvier et février sont manifestement les trois mois les plus froids de l'année et forment le véritable hiver. L'action du froid sur nos organes varie suivant les constitutions et les âges. Aussi les uns disent-ils qu'il est sédatif, les autres tonique. L'homme robuste et bien portant exposé à un froid même intense, se sent plus de force; sa respiration, un peu gênée d'abord, s'exécute ensuite avec plus de vitesse et d'énergie; les muqueuses extérieures deviennent le siège d'une sécrétion abondante. Bientôt, sous l'influence de l'exercice, la réaction se prononce, la peau se colore et une chaleur vivifiante circule dans tous les membres. Mais chez l'homme affaibli et mal nourri, la poitrine se resserre, les parties les plus éloignées du centre circulatoire, et celles qui forment une saillie à la périphérie du corps sont les premières envahies par le froid. Les oreilles, le nez, les pieds, les mains, éprouvent un engourdissement pénible qui envahit les muscles des joues et des mâchoires; on a de la peine à articuler des paroles, à ouvrir même la bouche. La tête devient lourde, les tempes se serrent; à l'engourdissement des membres succède celui des sens et de l'esprit; la respiration s'exécute avec peine. Il se déclare un sommeil insurmontable, et le sommeil, c'est la mort; les membres se raidissent et les liquides se gèlent. Ces accidents sont à craindre principalement pour les individus adonnés à l'ivrognerie, ou exténués par les privations et les excès, qui s'exposent à l'action directe et prolongée du froid.

L'effet physiologique le plus marqué d'une basse température, c'est le changement qui s'opère dans la respiration; ainsi, d'après Sanctorius, l'homme perd par la transpiration cinq livres par jour en été, et trois seulement pendant l'hiver. Godart a même constaté une différence plus forte.

Chose remarquable ! le froid est moins fatal aux créoles qui viennent en Europe, que la chaleur aux habitants des contrées polaires. On dirait qu'accoutumés aux chaleurs brûlantes de la zone torride, la même impression se continue dans leurs organes, et les rend réfractaires au froid de nos climats. Dans la campagne de Russie, quelques régiments espagnols et italiens furent ceux qui perdirent un moins grand nombre d'hommes. César disait des Germains et des autres nations septentrionales que la chaleur semble les fondre comme la neige.

Les effets du froid sont en réalité asthéniques et débilitants; il agit comme toutes les causes dépressives, telles que la diète, la fatigue, la tristesse, la privation du sommeil. Dixin et Vancouver rapportent que les insulaires des côtes du Nord de l'Amérique s'enfoncent dans la plante des pieds des fragments de verre et des clous aigus sans éprouver la moindre douleur. On a conclu de cet exemple que la sensibilité est moins vive en hiver qu'en été, chez les peuples du Nord que chez ceux du Midi. Le froid extrême seul est anesthésique; cet état prolongé produit la gangrène et anéantit toute propriété vitale. Mais un froid modéré excite plutôt qu'il n'émousse la sensibilité. Dans les campagnes du premier empire et et pendant la guerre de Crimée, les soldats russes ne souffraient, ne criaient pas moins pendant les opérations que les soldats français, tandis qu'on a vu en Algérie des Arabes supporter les plus graves mutilations sans l'expression d'une douleur ou d'une plainte.

La coutume des anciens qui trempaient l'enfant nouveau-né dans l'eau froide, faisait assurément de nombreuses victimes; les plus robustes seuls résistaient à cette cruelle épreuve que ne saurait conseiller et encourager aucun hygiéniste. Les pays du nord ne sont pas ceux où la vie moyenne est la plus longue, où les maladies sont moins fréquentes; loin de là, mais on y rencontre un aussi grand nombre de centenaires, et peut-être même un plus grand que dans les autres contrées du globe.

Le froid étant débilitant, on doit, en premier lieu, s'opposer à la perte de la chaleur animale, principe de la vie, par de bons vêtements, et puis l'entretenir à l'aide de forts exercices, d'une nourriture copieuse, de passions gaies, et par l'usage des vins généreux et des liqueurs spiritueuses prises avec modération. Cependant Parry et Ross dont l'opinion a une grande autorité blâment absolument tout spiritueux. Chez les individus sujets aux engelures, on les prévient à l'aide de frictions aromatiques avec la teinture d'iode ou l'alcool phéniqué au dizième principalement; et l'on soutient les constitutions lymphatiques par un régime fortifiant. Quant aux congélations locales, on doit, avant tout, éviter l'action de la chaleur dont l'application subite serait fatale. On frictionne les parties avec de la neige ou un corps froid, puis on a recours à des frictions avec l'eau-de-vie, l'huile de térébenthine, le baume de Fioraventi; on peut ensuite placer le malade dans un lit et dans une chambre sans feu ; on continue les frictions, et on administre à l'intérieur quelques boissons cordiales, quelques cuillerées de vin ou de bouillon. Ces soins bien entendus rendent à son état naturel la partie qui a été gelée pourvu que la vie ne soit pas totalement anéantie.

Le mois de janvier est, pour la France et pour la plus grande partie de l'Europe, le mois le plus froid, le plus insalubre et le plus meurtrier. C'est le règne des inflammations pulmonaires les plus redoutables, et des affections catarrhales interminables. En 1841, le mois de janvier fut signalé par un froid très vif en Catalogne; une mortalité inaccoutumée décima cette province. Barcelone, qui compte à peine 160,000 habitants, enregistra 600 décès dans un seul mois.

On répète souvent que le froid est sain ; il l'est en effet pour les adultes dont il modère l'activité vitale, pour les hommes sanguins et pléthoriques chez lesquels la réaction est vive et prompte. Mais s'il est favorable aux forts, il devient funeste aux infirmes et aux valétudinaires. Pendant l'hiver, les maladies sont plus longues et en plus grand nombre, surtout parmi les enfants et les vieillards. En Belgique et en Hollande, pour deux enfants ou vieillards qui succombent en janvier, il n'en meurt qu'un en juillet. A Genève, le froid augmente ou multiplie tellement les décès dans le premier mois de la vie, qu'il en double le nombre et même au delà.

Dans une statistique comprenant 53,356 malades entrés à l'hospice Saint-Jean de Turin, la mortalité la plus considérable eut lieu pendant l'hiver et l'automne. Dans le Milanais, la mortalité se trouve à son minimum au mois de septembre; elle augmente à partir de cette époque, arrive à son maximum en janvier, puis elle diminue d'une manière lente et non interrompue jusqu'en septembre. Il en est à peu près de même en France, où le plus grand nombre des décès, a lieu en janvier, et le plus petit en juillet.

Ce n'est pas toutefois à la rigueur de la saison qu'il faut attribuer la mortalité excessive qui a régné à Paris dans les premiers mois de 1858, mortalité qui a presque égalé celle des années de choléra. Le froid et l'humidité ont été très modérés; aucun phénomène météorologique n'est survenu qui puisse expliquer ce nombre prodigieux de décès, auxquels peut-être les années disetteuses qui avaient précédé ne sont pas étrangères.

C'est grâce aux habitations commodes, à l'usage du feu, aux vêtements chauds et secs, à de forts exercices, à une nourriture abondante et réparatrice que l'homme résiste aux intempéries de l'hiver. Dans cette saison, la digestion se fait avec énergie, le sommeil est long et favorise la puissance assimilatrice. Pourvu que la réaction soit suffisante, et que le corps ne soit pas épuisé par des excès ou des écarts de régime, on supporte les froids les plus rigoureux, sans que la santé en reçoive de sérieuses atteintes.

L'hygiène fait de fréquentes incursions dans le domaine de la pathologie et même de la thérapeutique, ou plutôt ces deux dernières branches de la science médicale empruntent à l'hygiène ses règles et ses indications. Nous suivrons donc l'usage généralement adopté en signalant au nombre des maladies saisonnières, celles qui règnent principalement en hiver, qui sont le scorbut, la goutte, les phlegmasies pulmonaires et les ophtalmies.

Le scorbut est une sorte d'empoisonnement qui reconnaît pour cause la privation de légumes frais; c'est accidentellement que cette privation est signalée dans les contrées et les climats chauds, tandis qu'elle est en permanence dans les saisons et les pays froids. On peut douter que Hippocrate et les anciens aient connu le scorbut, à moins qu'ils ne l'aient désigné sous le nom de *tumeurs de la rate*. Est-ce la maladie qui ravagea l'armée de Germanicus au delà du Rhin ? Mais très certainement les symptômes en sont décrits par le sire de Joinville pendant l'expédition de Saint-Louis en Égypte. Il se déclare quelquefois dans les prisons, dans les camps, les villes assiégées, à bord des vaisseaux principalement. Le scorbut éclata avec ses plus redoutables symptômes, en 1498, pendant la célèbre expédition de Vasco de Gama; dans son voyage à Calicut, obligé de s'arrêter sur les côtes d'Afrique, entre Mozambique et Solfala, pour radouber ses vaisseaux, les historiens de l'expédition rapportent que l'équipage *privé de végétaux frais* et n'ayant que du biscuit et des viandes salées, fut atteint d'une maladie nouvelle; ils décrivent les symptômes du scorbut. Sur 160 hommes, Vasco de Gama en perdit 100. Il décima l'équipage de Cartier dans sa relâche à Montréal. L'épidémie qui peut servir de modèle est celle qui attaqua la flotte de l'amiral Anson dans l'Amérique méridionale. A peine eût-il franchi le cap Horn, que le scorbut se déclara avec violence. En voici les principaux symptômes : grandes taches livides sur la peau, enflure des jambes, gencives fongueuses exhalant une odeur fétide, lassitude extraordinaire dans les membres, abattement d'esprit, frissons, tremblements, terreurs violentes au plus léger accident ; un des plus dangereux symptômes était la difficulté de respirer. Il est si vrai que l'on doit considérer le scorbut comme une véritable dissolution du sang, qu'on voit se rouvrir des plaies cicatrisées depuis longtemps. Un des invalides embarqué sur l'*Endymion* et blessé 51 ans auparavant à la bataille de la Boyne, vit ses plaies se rouvrir comme si elles n'eussent jamais été fermées ; le cal d'un os qui avait été fracturé fut dissous. La mortalité fut énorme ; les malades même qui mangeaient avec appétit, mouraient subitement. Quand l'escadre toucha à l'île Juan-Fernandez, elle avait perdu deux cents hommes. Il n'y avait pas à bord six matelots en état de faire la manœuvre. Le *Centurion* seul avait perdu deux cent quatre-vingts marins ; il n'en restait que deux cent quatorze sur le *Glocester*, et les autres vaisseaux avaient perdu les trois quarts de leur équipage. Dans le siècle dernier, le vaisseau espagnol l'*Oriflamme* fut rencontré allant à la dérive et n'ayant que des cadavres à bord : tout l'équipage avait péri du scorbut. Aussi Meyler ne craint-il pas d'avancer que cette maladie a fait périr plus de marins anglais, que les accidents de la mer et les flottes réunies de tous leurs rivaux.

C'est accidentellement que le scorbut se manifeste dans les climats chauds, tandis qu'il règne en permanence dans les pays froids et tempérés. L'amiral Wrangell rapporte qu'il fait de grands ravages parmi les Iakoutes; ils s'en guérissent avec le poisson cru et le goudron. Les premiers Européens qui s'établirent à la baie d'Hudson furent, à plusieurs reprises, tellement maltraités par le scorbut, qu'ils songèrent à l'abandonner.

Après Gilbert Blanc, Anson, et surtout après le traité de Lind, il serait superflu d'insister sur les symptômes et la mortalité du scorbut. Toutes leurs observations ont été vérifiées par nos habiles médecins de marine qui ont fait l'expédition d'Orient, les docteurs Scrive, Haspel et Gallerand ; on peut donc considérer le scorbut comme endémique des pays froids et des mers polaires, en hiver principalement. Boerhaave regarde le traitement de cette maladie comme le triomphe de l'art. L'expérience a démontré que le quinquina, les acides minéraux étaient inefficaces, sinon dangereux. On a guéri quelques scorbutiques avec le goudron en Sibérie et à la baie d'Hudson. Mais à la seconde période, le mal ne peut être guéri que par les végétaux frais ou les fruits acides. On regarde comme efficaces le cidre, le moût de bière fraîche, les choux, la pomme de terre mangée crue; la plupart des fruits sont à la fois curatifs et préservatifs.

Les auteurs ont considéré comme spécifique le cresson et surtout le cochléaria. Bachstrom rapporte qu'un scorbutique abandonné comme désespéré sur les côtes du Groënland, se guérit en broutant, à la manière des bêtes, le cochléaria, dont cette terre était couverte. Suivant le capitaine Byron, le suc du cocotier est le meilleur des antiscorbutiques, supérieur même aux oranges et aux citrons.

Enfin, on sait aujourd'hui que, dans les longues expéditions, un équipage porte avec lui un sur antiscorbutique, c'est le suc de citron; mais comme il est exposé à se gâter, Lind propose d'en exprimer le suc, de le filtrer et de l'exposer au bain-marie sur un feu clair, jusqu'à ce qu'il ait acquis la consistance d'un sirop refroidi. Ainsi préparé, le suc de citron peut se conserver quatre ans sans altération, et mélangé au moment de s'en servir avec l'eau-de-vie, le café ou toute autre boisson, il peut être regardé comme le préservatif infaillible d'une maladie appelée avec tant de raison la *peste des mariniers*.

Il peut sembler étrange de comprendre la goutte au nombre des maladies saisonnières; rien n'est plus juste cependant. Quoiqu'elle puisse se déclarer à toute époque de l'année, et que Hippocrate même prétende qu'elle règne principalement au printemps et à l'automne, c'est vers la fin de janvier ou au commencement de février, qu'elle éclate ordinairement sans presque symptôme avant-coureur, si ce n'est que le malade, quelques semaines auparavant, a été incommodé de crudités d'estomac et d'indigestions, et qu'il s'est trouvé gonflé par des vents. « La veille de l'accès, il a un appétit plus grand que de coutume, et qui n'est pas naturel. Bien portant en apparence, il se met au lit et s'endort. Mais vers deux heures après minuit, il est réveillé par une douleur qui se fait sentir pour l'ordinaire au gros doigt du pied, quelquefois aussi au talon, à la cheville ou au mollet. » Ainsi s'exprime l'illustre Sydenham dans un admirable traité sur la goutte, que les plus grands observateurs, ni Stahl, ni Morgagni, ni Barthez n'ont surpassé. Frédéric

Hoffmann désespérant de l'égaler, l'a copié en entier. Le célèbre collaborateur de Newton, le physicien Desaguillers, retraçant pour Lobb l'histoire exacte de sa maladie, rapporte qu'il n'avait jamais eu la goutte que l'hiver, l'été lui était très favorable. Il lui suffisait même de prendre des bains fréquents dans la Tamise et de faire un fréquent exercice du cheval pour être exempt de ses accès l'hiver suivant. La goutte règne principalement dans les pays tempérés et froids; on l'observe cependant parmi les planteurs et les colons du Nouveau-Monde qui se livrent à la bonne chère.

La goutte est une maladie spécifique, souvent héréditaire, aussi ancienne que l'intempérance. Les causes indiscutables sont l'usage des boissons fermentées et distillées, et l'abondance ou plutôt l'excès de la nourriture.

La goutte est pour ainsi dire inconnue dans la plus grande partie de l'Afrique et de l'Asie, et ce privilège est dû à l'abstinence du vin dont la loi de Mahomet a proscrit l'usage, tandis que le thé et le café, que Baglivi regarde avec raison comme des prophylactiques de cette affection, y sont les boissons ordinaires. On peut se demander alors comment Sydenham, parlant avec amertume des accès de goutte dont il fut torturé pendant trente-quatre ans et ayant le remède à sa disposition, n'ait pas tout employé pour se guérir. Si on connaissait mieux la vie intime de ce grand praticien, on saurait pourquoi il ne se guérit pas. Quel est donc le traitement véritablement curatif et prophylactique de la goutte? La sobriété et l'exercice. On peut objecter que le pape Grégoire-le-Grand et Haller, quoique très sobres, furent goutteux. Il est probable que prédisposés par l'hérédité, une vive contention d'esprit et la vie sédentaire suffirent pour faire éclater les accès de cette affection. On lit dans Robertson que, dans son second voyage, Christophe Colomb ayant dirigé toutes les manœuvres avec sa vigilance accoutumée, se trouva si éprouvé par la fatigue et le défaut de sommeil, qu'il fut saisi d'un violent accès de goutte avec fièvre.

Il est douteux toutefois qu'on ait observé la véritable goutte chez un homme réellement sobre. Tant que Linné vécut dans la misère, c'est-à-dire pendant les deux premiers tiers de sa laborieuse vie, tant que, sollicité par une vocation invincible, il étudia à Upsal, fit ses voyages célèbres en Laponie, en Dalécarlie, en Hollande, où Boerhaave fut le premier à deviner son génie, et en France, où Bernard de Jussieu fut le second à l'encourager, Linné n'eut pas le moindre symptôme de goutte ; ce fut seulement quand, rentré à Stockholm, ses compatriotes enfin rendirent justice à l'homme qui a répandu une impérissable gloire sur la Suède, et que, enrichi par l'exercice de la médecine, et par l'enseignement de la botanique, il devint sujet à la goutte. Il s'en guérit par l'usage exclusif des fraises, c'est-à-dire par un régime végétal et rafraîchissant. Tous les fruits acidules et sucrés auraient eu la même efficacité.

On doit tenir un grand compte de l'opinion du célèbre Desault, qui recommande au médecin appelé auprès d'un malade sujet à la goutte et atteint de toute autre maladie, de bien examiner si celle-ci ne masque pas l'humeur de la goutte. Suivant les auteurs, cette diathèse se transforme parfois en migraine, hémorroïdes, asthme, angine de poitrine, eczéma, névralgie, coliques néphrétiques, dont Sydenham offrit un frappant exemple. On a pu cependant être trompé par quelque coïncidence. Nous refusons même de considérer les migraines comme un symptôme de goutte larvée. Nous avons vu les coliques néphrétiques, le calcul dans la vessie succéder quelquefois à la diathèse goutteuse. Néanmoins, il est loin d'en être toujours ainsi. Auguste était très petit mangeur et ne buvait que très peu de vin ; Suétone rapporte qu'il rendit de petites pierres dans sa vieillesse. Cestoni, dont les travaux figurent avec ceux de Rédi et de Valisniéri, mourut à Livourne, où il dirigeait une officine, le 29 janvier 1718. Sa mort fut causée par la gravelle ; il n'avait jamais pris d'autres aliments que des légumes et des fruits. On trouve des calculs non seulement chez les enfants mais encore chez les fœtus. Ajoutons enfin que la goutte n'empêche pas de parvenir à un âge assez avancé. Lord Beaconsfieldt vient de mourir (avril 1881), âgé de 77 ans, des suites d'une goutte anomale; n'est-il pas probable que l'excès de travail et l'ardeur des luttes politiques ont abrégé ses jours? Desault avait connu un ancien goutteux devenu centenaire ; il s'était soumis à une grande sobriété, et à défaut d'exercice actif, il y suppléait par les frictions, le massage et la brosse.

C'est par un piquant paradoxe que Lucien a fait l'éloge de la goutte. Personne en effet n'est tenté de plaindre ceux qui en sont atteints, cette maladie étant volontaire, un produit de la gourmandise et de l'intempérence, les autres passions étant des causes secondaires.

« *Divites plures interemit quam pauperes,* dit Sydenham, *plures sapientes quam fatuos.* » C'est le contraire pour le rhumatisme articulaire, et ce n'est pas la seule différence qui existe entre ces deux maladies. L'une et l'autre sont héréditaires sans doute, et dans leurs migrations, s'attaquent à divers organes. La goutte envahit tous les grands viscères, mais non le cœur. C'est le cœur et presque fatalement cet organe, suivant la juste remarque de Bouillaud, qu'envahit le rhumatisme articulaire. Après plusieurs paroxysmes, la goutte laisse dans quelques articulations des concrétions tophacées qui paralysent presqu'entièrement les membres. Plus menaçant et plus redoutable, le rhumatisme articulaire laisse dans l'endocarde des traces indélébiles qui troublent la circulation, et sont dans tous les cas une menace plus ou moins prochaine pour la vie.

Tous les bons observateurs sont d'accord. On doit s'abstenir du traitement de tout accès de goutte, quelque douloureux qu'il soit, et surtout de la saignée, des purgatifs, des narcotiques même. Il faut tenir en grande défiance tous les spécifiques, la plupart à base de colchique, qui dissipent ordinairement un accès en agissant sur le canal intestinal; mais s'ils ont guéri parfois une première attaque, plus souvent ils ont répercuté la goutte sur les viscères et causé de graves désordres.

Nous ne saurions toutefois passer sous silence un traitement préconisé par M. Germain Sée, également applicable à la goutte et au rhumatisme articulaire. Ce savant professeur rapporte avoir traité avec succès un grand nombre de rhumatismes, soit fébriles, soit apyrétiques, dont plusieurs étaient compliqués de lésions cardiaques. La durée de l'attaque n'aurait pas dépassé trois jours; la douleur, suivant M. Sée, se dissipe au bout de dix-huit heures au plus, puis la fièvre disparaît. Le traitement, on pourrait dire le spécifique, consiste dans le salicylate de soude, à la dose, pour les adultes, de 8 à 10 grammes par jour, soit dans du pain à chanter, soit plutôt dans un julep diacodé de 150 grammes, par cuillerées à bouche. Toutefois, quand les symptômes aigus ont disparu, M. Sée conseille de continuer le traitement pendant quinze jours, sans quoi une rechute serait à craindre. Dans les états subaigus, le salicylate doit être réduit de moitié; il faut également réduire les doses de moitié pour les enfants.

Nous ne pouvons accueillir qu'avec une excessive réserve le conseil de M. Germain Sée, relativement à la goutte, et nous adressons au salicylate les mêmes reproches qu'au colchique, jusqu'à ce qu'une expérience suffisante en ait démontré l'innocuité. On n'est goutteux que parce qu'on le veut bien. Quand on s'expose à un mal qu'on peut éviter, on ne s'expose pas de gaieté de cœur au mal du remède.

Le rhumatisme articulaire s'attaque plutôt à la jeunesse qu'à la vieillesse : la misère, un refroidissement, le corps étant en sueur, en sont souvent les causes. Husson et Bouillaud traitaient la maladie par des saignées abondantes. Laennec donnait la préférence à la méthode de Rasori. C'est dans le rhumatisme fébrile que le salicylate nous paraît devoir rendre des services, en en modérant les doses; le sulfate de quinine serait plutôt indiqué à une époque plus avancée de la maladie.

Les fluxions de poitrine se développent en toute saison. Mais ordinairement le nombre de ces maladies va en augmentant depuis le mois de décembre jusqu'à la fin de l'hiver; il diminue en juin pour recommencer à la fin de l'automne. L'Angleterre, la France, les Pays-Bas, l'Autriche, sont les contrées où elles se montrent avec plus de fréquence ; cependant on les observe aussi très souvent à Gibraltar, à Malte et même aux Bermudes, ainsi que dans presque toutes les contrées tropicales. Le nombre et la gravité sont proportionnés à la rigueur de la saison. La fin de 1880 fut signalée par une température très douce. Cette température exceptionnelle règnait dans toute l'Europe, même dans l'Europe orientale. On m'écrivait de Roumanie que les arbres étaient en fleur; le froid ne commença qu'au mois de janvier 1881. Comment la statisque municipale de Paris inaugure-t-elle la première semaine de janvier? Par une augmentation de 39 décès, augmentation, dit le docteur Bertillon, qui est le commencement des sévices de l'hiver. La seconde semaine est signalée par un excédent de 145 décès sur la semaine précédente. Les décès croissent avec la rigueur de la saison. La troisième semaine enregistre 1313 décès; la quatrième, 1343. Ce sont les phlegmasies thoraciques qui contribuent à l'élévation progressive de la mortalité à Paris. La température s'était rapidement abaissée, et elle resta de 5 degrés inférieure à la moyenne normale. Le 22, le thermomètre descendit à 13°6, et le 25 à 14°1. Cette chute subite ne doit pas surprendre; à Rome même, la neige tombait à gros flocons le

26 ; elle était suivie d'une pluie froide et diluviale. Ainsi, l'observation de tous les pays a confirmé la remarque d'Hippocrate, qui attribue une action fatale au souffle des vents du nord-est pour la production de la pneumonie, principalement chez les vieillards.

Les neiges qui tombent pendant les mois d'hiver, deviennent aussitôt le signal de nombreuses ophthalmies, chez ceux qui s'exposent imprudemment à l'action rayonnante de cette nappe blanche. Au delà du cercle polaire, ces maladies deviennent de plus en plus fréquentes. Notre station de la mer Blanche, en 1855, compta un assez grand nombre de conjonctivites ; presque tous les Lapons en sont atteints. Les pays très chauds comme les pays très froids présentent un bien plus grand nombre d'ophthalmies et de cécités que les régions tempérées. La proportion des aveugles en Danemark et en Suède est double de celle qu'on trouve en France ; elle est quadruple en Égypte. Les ophthalmies étaient très fréquentes dans l'armée qui fit la conquête de l'Égypte sous le général Bonaparte. Là elles sont attribuées à l'humidité des nuits, mais surtout à la réverbération du soleil sur les sables brûlants et au sablon suspendu dans l'air. Au Nord comme en Orient, un voile qui protège les yeux contre l'éclat d'une trop vive lumière est le véritable et presque le seul préservatif. Cependant des lunettes bleues seraient encore un excellent moyen hygiénique, que nous conseillerions à ceux qui peuvent l'employer.

CHAPITRE XIII.

Hygiène du printemps.

Le 45e degré de latitude, soit australe, soit boréale, étant le milieu entre l'équateur et les pôles, les peuples qui vivent sous cette zone ont le climat tempéré par excellencc. Telle est la France qui, malgré le préjugé contraire, jouit cependant d'une température moyenne et de saisons très régulières, quand on les compare au reste de l'Europe. Paris est placé sous le 48°50 de latitude; la température moyenne y est très approximativement de 10°70. Il résulte des calculs de Bouvard sur vingt années d'observations, que le plus grand froid correspond au 14 janvier, et la plus haute température au 15 juillet, ce qui fait, à un jour près, une distance de six mois. Ces dates retardent chacune de 24 jours sur les solstices d'hiver et d'été. Les accroissements et les décroissements de la chaleur sont tellement symétriques à Paris que non seulement mars et novembre, deux mois équidistants de juillet ont sensiblement la même moyenne

(6°48 et 6°18), mais encore que la première décade de mars, le 5 a exactement la même température (5°67) qu'un jour de la troisième décade de novembre : le 24. Or la distance de ces deux dates au 15 juillet est des deux côtés de 132 jours. Cette règle est loin d'être la même pour d'autres pays. Avec cette constance des phénomènes métérologiques aux mêmes époques, le climat de Paris n'en est pas moins très variable, et nous pensons que ces différences thermométriques des heures et des jours sont un grand péril pour la santé.

Le printemps est, en quelque sorte, le réveil de la nature ; dans tout le règne organique, la vie prend un nouvel essor et revêt une nouvelle jeunesse. Quelle est la cause de ce mouvement, de cet accroissement de vie ? Le soleil qui de jour en jour s'élève davantage sur l'horizon et nous envoie des rayons plus chauds. Les adultes, avons-nous dit, se portent bien l'hiver ; les enfants et les adolescents jouissent d'une meilleure santé au printemps et au commencement de l'été ; celui-ci et le commencement de l'automne sont plus favorables aux vieillards.

On meurt de la phthisie pulmonaire dans toutes les saisons ; néanmoins tous les relevés statistiques ont démontré que c'est au printemps que succombent le plus grand nombre de phthisiques, et non pas en automne, *à la chute des feuilles*. Sur 1,261 phthisiques observés parmi les militaires de la garnison de Paris, on en trouve 302 en hiver, 367 au printemps, 352 en été, et 235 en automne. Une table de 12,660 phthisiques à Milan et à Paris fournit pour l'automne 3,001 décès, pour l'hiver 3,109, pour le printemps 3,482, pour l'été 3,072.

Ainsi, contrairement aux plus universelles croyances, le printemps est la saison où il succombe le plus grand nombre de phthisiques, l'automne celle où ils meurent en plus petit nombre. On pourrait toutefois augurer que la mortalité du printemps est due aux souffrances que l'hiver fait éprouver à ces pauvres poitrinaires et aux maladies accessoires qu'il détermine. On devrait peut-être attribuer l'immunité relative de l'automne aux chaleurs bienfaisantes de l'été et aux fruits salutaires que la terre vient de prodiguer avec tant de libéralité.

La phthisie étant la cause des plus nombreux décès, parmi les personnes qui meurent de maladies chroniques, un intérêt de science et d'humanité nous engage à présenter ici quelques considérations dans lesquelles l'hygiène interviendra avec grand avantage. De toutes les affections qui menacent la vie, celles des organes contenus dans la poitrine sont incontestablement les plus fréquentes. On doit chercher cette fréquence dans les rapports constants de l'air atmosphérique et de ses vicissitudes, température, sécheresse et humidité avec l'appareil respiratoire, et dans les rapports non moins essentiels de cet appareil avec la transpiration cutanée.

Entre la scrofule et la phthisie, il y a de grandes analogies, sinon identité parfaite, avec cette différence néanmoins que la première envahit le système glandulaire, et la seconde les poumons; mais on rencontre souvent des tubercules chez les personnes qui ont présenté des engorgements ganglionnaires. Les causes des deux maladies ne sont que pour une faible partie, extérieures, elles sont internes et héréditaires; celles-ci dominent toute la pathologie de la scrofule et de la phthisie. Portal a noté l'influence héréditaire dans les deux tiers des cas. A la Martinique, M. Rufz se trouvant dans des conditions spéciales pour avoir des renseignements complets signale l'hérédité 24 fois sur 30. Les familles en proie à cette terrible diathèse ne tardent pas à s'éteindre. Nous en avons connu une à Paris où dix-sept personnes avaient déjà succombé. La dernière, la dix-huitième, est morte, il y a un an, parvenue à travers des rhumes perpétuels jusqu'à l'âge de soixante ans. La consanguinité est une sorte d'hérédité, ou du moins une menace redoutable. Un médecin dont le frère était mort poitrinaire eut une fille rachitique et trois fils grands et en apparence robustes et bien constitués, qui en arrivant à l'âge de dix-huit ans ont tous les trois été frappés de phthisie pulmonaire. Nous pourrions citer vingt exemples analogues.

Cependant, la question des causes occasionnelles n'est pas sans importance pour le médecin; la première de toutes, la contagion vivement agitée à notre époque et non résolue, est une opinion populaire généralement acceptée et remontant à une haute antiquité. Un certain nombre de bons observateurs, Stoll et Portal entre autres, la nient, même par la cohabilitation continuelle entre époux, par exemple; Cullen, Morton, Van-Swieten, citent au contraire quelques faits qui paraissent prouver qu'elle peut devenir contagieuse dans certaines conditions et surtout dans les pays chauds; de là l'usage qu'on trouve établi en Italie et en Portugal de brûler les hardes provenant des victimes de cette triste maladie. Toutefois, si l'on voit les deux époux succomber successivement à la phthisie, on ne doit pas conclure absolument à la contagion, cette maladie étant si commune, qu'il est très fréquent de voir les deux époux payer le tribut au même mal. Il est cependant des mesures de prudence qu'on ne saurait blâmer et que, dans l'incertitude où l'on se trouve, on doit conseiller même. Ceux qui n'admettent pas la contagion font observer que la phthisie est rare chez les médecins et parmi les infirmiers et les gardes-malades. Dans les dernières années, on a cru pouvoir démontrer la contagion par l'expérimentation scientifique, en inoculant les produits tuberculeux, et par la découverte d'un principe virulent qui ne serait autre qu'un microphyte, un *bacillus*. Ce qui est loin d'être démontré.

La période dans laquelle la phthisie est la plus commune est celle de vingt à trente ans. Suivant Bayle, elle exerce les mêmes ravages dans les deux sexes; d'après les statistiques les plus sûres, la fréquence est environ dans le rapport de quatre décès pour les hommes et cinq pour les femmes ; ce qui ne doit pas surprendre, quand on songe à la prédominance lymphatique chez ces dernières, aux grossesses multipliées, aux fatigues de la lactation mal exécutée, au défaut d'exercice, à la mauvaise nourriture et aux chagrins domestiques qui les assiègent.

La phthisie étant le désespoir des familles, le fléau des peuples civilisés et des grandes villes, nous en indiquerons brièvement les conditions de développement. On doit regarder comme très fâcheuses les professions sédentaires qui exigent une attitude penchée dans des lieux clos, étroits où l'air est insuffisamment renouvelé.

La plupart des ouvriers qui vivent dans une atmosphère continuellement chargée de particules minérales, employés aux carrières, qui travaillent le silex, le grès, l'émeri, la porcelaine, les cristaux, deviennent phthisiques.

On a fait remarquer depuis longtemps que toutes les vaches renfermées dans les étables de Paris, succombent à la phthisie; il en est de même des singes de la ménagerie. Il faudrait savoir, objecte-t-on, comment ils meurent dans leurs propres forêts. Tout passage sans précautions d'un climat chaud à un climat froid ou tempéré, a de graves inconvénients. Le frère de Christophe Colomb, ayant achevé la conquête de Saint-Domingue et voulant punir quelques tentatives de révolte, envoya en Espagne cinq cents Indiens qui furent vendus publiquement à Séville comme esclaves. Un auteur contemporain, Bornaldes, curé de Las Palacios, rapporte que *le changement de climat et l'impuissance où ils étaient de supporter le travail, les firent tous mourir en fort peu de temps*. Ne doit-on pas croire que la phthisie galopante réclame plusieurs de ces victimes? Les nègres enlevés de la côte d'Afrique ou qui émigrent des parties centrales vers les bords de la Méditerranée, meurent en si grand nombre qu'on a nommé la phthisie, la *maladie de l'esclave*.

Il serait à désirer que d'un commun accord les gouvernements entreprissent une statistique des causes de décès et en particulier de décès par phthisie pulmonaire. Il existe d'immenses matériaux qui sont dus principalement à nos médecins militaires et à nos chirurgiens de marine. Quelques-uns malheureusement sont contradictoires. Il y aurait donc une sorte de charlatanisme à vouloir recourir à des chiffres absolus, quand on voit Louis lui-même déclarer, ce que nous n'admettons certainement pas, que l'influence du climat est loin d'être prouvée [1]. Contentons-nous donc de quelques résultats approximatifs.

Le cinquième de l'espèce humaine succombe-t-il à la phthisie, ainsi que l'avance l'un des plus grands observateurs des temps modernes? Si l'assertion de Sydenham est exacte pour l'Angleterre et surtout pour Londres, elle ne serait pas justifiée pour toutes les contrées, pour tous les climats. Nous avons cherché longtemps à nous persuader que la phthisie n'était point aussi fréquente en France qu'en Angleterre, et qu'elle n'entre que pour un septième ou pour un sixième dans la mortalité; mais il suffirait d'étudier attentivement le bulletin de la statistique municipale pour acquérir une opinion contraire. Si quelquefois la proportion est inférieure, elle est souvent supérieure, et d'ailleurs il y a un certain nombre de cas, compris sous le nom de méningite, qui ne sont autres que des affections tuberculeuses. Le bulletin sui-

[1] Laennec avait la taille d'un nain; c'était un type de phthisique. Il me dit un jour: « On me croit poitrinaire; on se trompe; j'ai une excellente poitrine. Dans les concerts où je fais ma partie de basse, j'attire l'attention générale par ma voix de bœuf qui domine tout l'orchestre. » Laennec se maria cependant avec une femme charmante et mourut quelques mois après, en 1826. La grande taille et la maigreur de Louis m'avaient toujours impressionné. Ayant eu le malheur de perdre son fils unique, atteint de phthisie pulmonaire, il alla tous les jours avec Mme Louis visiter la tombe de leur fils infortuné; il mourut, ou plutôt il s'éteignit quelques années après. Bayle est connu par d'excellents travaux d'anatomie pathologique et un traité sur la *phthisie pulmonaire*. En 1816, à la stupéfaction de ses amis, il publia une observation de guérison d'un phthisique; cette guérison était la sienne propre. Un mois après, il mourut, au dernier degré de la consomption.

vant, du vendredi 15, au jeudi 21 juin 1882, nous tombe sous les yeux : mortalité générale, 1,074 ; phthisie pulmonaire, 212 ; méningite, 58. La semaine précédente offrait le chiffre de 205 phthisiques. Le cinquième de la population parisienne périt de phthisie. Le nombre des décès pour phthisie entre certainement pour un cinquième dans toute la Belgique et la Hollande, dans la Bavière, la Prusse, l'Autriche, le Hanovre, la Gallicie et les contrées environnantes. On dit qu'à Malte et à Gibraltar, la proportion est encore plus forte et entre pour un quart dans la mortalité générale.

Du reste, l'influence de l'hérédité est si puissante, que les troupes anglaises ont la même mortalité pour cause de phthisie dans les stations les plus opposées, tandis que suivant M. Rochard, l'infanterie de marine française ne perd annuellement que 3,6 sur 1,000 de son effectif. Ajoutons que dans une période de quatre années, Boudin a constaté à l'hôpital militaire du Roule, le chiffre de 1 décès par phthisie sur 7,06 décès généraux. Il faut remarquer qu'il s'agit d'hommes de choix.

La phthisie est moins fréquente dans quelques pays chauds, que dans notre climat tempéré et variable ; mais les grandes villes présentent une exception fâcheuse ; ainsi Gênes, Rome, Madrid, Philadelphie, Baltimore, n'ont pas moins de phthisiques que Paris et Londres. On dit qu'à Lisbonne et dans tout le Portugal, un meilleur régime en a diminué le nombre qui, autrefois, était considérable.

La phthisie moissonne la population de Montévidéo (34°55' lat. s.) et de toute la république de l'Uruguay.

Dans la séance du 5 avril 1842, Louis fit un rapport sur un mémoire de M. le docteur Rufz, agrégé de la faculté de Paris, ayant exercé la médecine à Saint-Pierre-la-Martinique (14°28'-14°52' lat. n.). De 1834 à 1839, il avait observé 1,954 malades. Il résultait de ses recherches que la phthisie est la maladie la plus fréquente de la colonie. Rare dans l'enfance, commune dans l'âge adulte, elle n'offre pas de différence bien notable avec la même maladie observée en France.

Il n'est aucune contrée du globe où l'on ne trouve quelques cas de phthisie; mais dans certaines, cette maladie est extrêmement rare, et par conséquent c'est vers ces lieux qu'on devrait diriger ceux qui en sont menacés.

La phthisie devient de plus en plus rare à mesure qu'on avance vers l'extrême nord, aux îles Fœroë, en Islande, dans la province d'Arkhangel, en Norvége, dans le Finmark et le Normand, à Falun où se trouvent de riches mines de cuivre; chez les paysans de la Suède; mais elle devient fréquente chez les habitants des villes; elle domine en Dalécarlie. On prétend que la Suède a son île de Madère, la petite île de Mastrand, à un mille de la cote, où la phthisie serait inconnue. On croit généralement en Suède que la scrofule n'y existait pas avant la culture de la pomme de terre, ce qui n'est pas soutenable. Depuis cent cinquante ans, plusieurs millions d'Irlandais vivent de pommes de terre seulement, pendant dix mois de l'année, et d'avoine les deux autres mois. En Angleterre, en Écosse, en Hollande, en Allemagne, sur le littoral de la Baltique, une grande partie de la population vit de pommes de terre pendant six ou sept mois. Ces valeureuses races sont-elles la proie de la scrofule? Si l'Irlande est dégénérée, ne faut-il pas en accuser le joug tyrannique qui pèse sur cette vaillante nation, son état de misère et la dureté des propriétaires qui l'ont dépouillée?

On se demande si la rareté de la phthisie n'est pas due à la gloutonnerie ou au régime exclusivement animal des peuples de l'extrême nord. Aussi la pléthore et les épistaxis sont-elles très communes chez les peuplades des régions polaires. Il est presque sans intérêt, au point de vue pratique, de savoir que la phthisie est très rare dans l'extrême nord, il ne viendra jamais à l'idée d'un médecin d'adresser ses phthisiques en Islande, ou aux îles Fœroë ou au cap Nord.

Sans sortir de nos zones tempérées, quelques praticiens ont recommandé comme séjour propre aux malades menacés de tuberculisation, les montagnes de Harz, celles de la *Forêt-Noire* dans le Wurtemberg, ainsi que diverses stations de la Suisse, situées à plus de 1800 pieds au-dessus du niveau de la mer. On trouve également très peu de phthisiques sur les Alpes, là où l'air est vif et sec. Toutefois, les pays chauds offrent de tout autres avantages et plus réellement pratiques.

On a fait très justement observer que les chaleurs de la zone torride n'étaient point favorables aux phthisiques et qu'elles hâtaient les progrès de la tuberculisation. Les Bermudes sont en dehors des tropiques; le climat en est sain et agréable, mais la chaleur est accablante, et les ouragans sont très violents. Il résulte d'un document curieux présenté au parlement anglais, que les maladies des poumons y fournissent le quart des décès, chiffre plus élevé que celui des colonies de l'Amérique du Nord, où les extrêmes de température sont si marqués et les variations atmosphériques si fréquentes. Comme confirmation de l'observation précédente, on voit en outre que la proportion des décès pour maladies de poitrine a été de 7,9 sur mille parmi les troupes cantonnées à Malte, et de 7,4 seulement au Canada. Ces résultats doivent faire réfléchir ceux qui attribuent au froid seulement les maladies des organes respiratoires. Du reste, la statistique a fourni les mêmes résultats aux États-Unis, dans la population civile comme dans l'armée, où la proportion des morts semble augmenter en allant du nord au sud; et c'est à la Nouvelle-Orléans qu'elle est la plus élevée.

Tous les observateurs ont signalé une zone extra tropicale très propre à la guérison de la phthisie. On découvrira certainement un plus grand nombre de contrées que celles dont on a noté jusqu'ici l'heureuse influence pour prévenir et pour guérir la tuberculisation. Ce privilège doit être attribué à celles qui offrent de faibles écarts entre les saisons, et de rares intempéries telles que la Haute-Égypte, le Mexique, Madère, l'Algérie et quelques plages de la Méditerranée. Cette invariabilité de phénomènes météorologiques était si bien reconnue, que Hérodote a pu écrire: *Cette année il plut en Egypte, et c'est une vérité parfaitement constatée qu'il ne pleut jamais en Egypte.* A la Haute-Egypte, il faut joindre l'Abyssinie. Quoique dans la table de Maldmann, Massawa, l'une de ses villes, figure comme étant la plus chaude du globe, on sait que cette contrée est entrecoupée de montagnes peu élevées et jouit d'un climat très tempéré. Aussi, le docteur Henry Blanc, prisonnier de l'empereur Théodoros, rapporte-t-il n'avoir pas observé un seul phthisique pendant les années qu'il a pratiqué la médecine en Abyssinie.

En raison de sa hauteur au-dessus du niveau de la mer, Mexico, quoique placé dans la zone torride, jouit pour ainsi dire, d'un printemps perpétuel, le plus favorable peut-être à la guérison de la phthisie. Le Pérou a la plus grande analogie avec le Mexique, et la phthisie sans doute doit y être très rare. On comprendrait donc que l'Amérique du Nord dirigeat ses phthisiques vers ces climats fortunés, tandis qu'elle les envoie dans les Florides où ils s'éteignent doucement, ou bien à Cuba, où ils meurent tous.

Madère a une réputation séculaire pour la guérison de la phthisie, et reçoit tous les ans quelques privilégiés de la fortune, qui viennent y chercher la santé. C'est moins à une température exceptionnelle qu'à l'égalité des phénomènes météorologiques que les guérisons doivent être attribuées. Le professeur Barral, ayant consulté les registres de l'hôpital de Funchal, pour une période de douze années, constata que sur 9,880 admissions, il n'était fait mention que de 112 phthisiques, c'est-à-dire 1 sur 88 malades de toute nature, et que le nombre des décès pour phthisie fut de 1 sur 24. Le professeur Barral fait remarquer en outre que la population de l'île est misérable, mal logée et mal nourrie, par conséquent dans des conditions déplorables. Les Açores, les îles du cap Vert, les Canaries et surtout Ténériffe le disputent à Madère pour la salubrité.

L'heureuse influence du climat d'Alger était connue avant la conquête. Mais dans les premières années de la possession, les chirurgiens militaires et en particulier Casimir Broussais, signalèrent cette action bienfaisante, et quoique l'Académie de médecine, consultée sur l'opportunité d'établir à Alger un hôpital pour le traitement de la phthisie, eut répondu *qu'il était douteux que le climat d'Alger fût favorable à la guérison de la consomption*, la vérité chemina, les faits se multiplièrent, et il est aujourd'hui parfaitement démontré, que le climat d'Alger doit être comparé et préféré peut-être à celui de Madère et de la Haute-Égypte pour l'immunité et la guérison de la phthisie. C'est la conclusion qu'il est permis de formuler d'après les recherches de Casimir Broussais, MM. Bonnafont, Bertherand et Mittchell. La phthisie forme la classe la moins nombreuse des maladies, non seulement parmi les indigènes, mais encore parmi les européens ; on y voit la tuberculisation au premier et même au second degré, cesser ses progrès et guérir même d'une manière définitive.

En raison d'une grande douceur de température et de rares intempéries, qu'avec un peu de prudence on peut toujours éviter, Pau, Arcachon, Amélie-les-Bains, Cannes, Hyères, Nice, Monaco, Menton, Pise, Venise, offrent une résidence d'hiver très propre aux poitrines délicates. Il se passe rarement des jours où le soleil ne brille quelques heures dont les malades ne puissent profiter, afin d'entretenir leurs forces et respirer un air vivifiant. Nous avons connu des guérisons produites par un seul ou par plusieurs hivers passés dans ces climats fortunés.

Objectera-t-on qu'on a été trompé par de fausses apparences, et que les phthisies réputées guéries n'existaient pas. D'après la découverte de Laennec, le diagnostic des maladies de poitrine a acquis un tel degré d'exactitude et de précision, grâce aux travaux de Piorry, de Bouillaud, et surtout au *Traité pratique de l'auscultation*, de Barth et de M. Henri Roger, que les erreurs ne sont plus possibles; et d'ailleurs, l'anatomie pathologique fournit tous les jours la preuve de cicatrisation des tubercules au sommet des poumons. Dans le numéro d'avril 1845 de la *Revue d'Edimbourg*, le docteur Benett dit avoir trouvé 28 cas de cicatrices du poumon dans 73 autopsies faites à l'infirmerie d'Edimbourg. Il pense qu'on trouve des preuves de la guérison spontanée de la phthisie chez le tiers sinon la moitié des individus morts après l'âge de 40 ans.

Ces exemples dont tous les praticiens pourraient citer les pareils, prouvent donc que la phthisie peut guérir spontanément, à plus forte raison quand elle est traitée méthodiquement. Mais c'est à l'origine et dans les prodromes qu'il faut l'attaquer.

C'est même à prévenir la maladie que le médecin et surtout les familles doivent s'attacher. Ce serait un devoir de traiter sérieusement les membres d'une famille où une personne a succombé à la phthisie; mais on accumule les sophismes pour s'en dispenser, en prétendant que la maladie était accidentelle et non constitutionnelle. Quels sont les symptômes précurseurs? Le dérangement gastrique, soit dyspepsie, soit vomissements, doit toujours éveiller l'ettention. A une période plus avancée survient l'hémoptysie ; on estime cependant que le cinquième environ des hémoptoïques échappe à la phthisie. Parmi les agents de guérison figurent les eaux des Pyrénées, le suc de cresson, la créosote, l'huile de foie de morue, mais au premier rang l'action curative et prophylactique du climat.

Jusqu'à l'équinoxe du printemps, les variations de température engendrent de fréquentes incommodités dans les corps les plus sains. Après l'équinoxe, la gravité des maladies et la mortalité diminuent. Cependant les pneumonies et les pleurésies sont encore fréquentes, ainsi que les angines, les catarrhes et les hémorragies. Aussitôt que les chaleurs apparaissent, on voit régner un grand nombre d'embarras gastriques, de maladies bilieuses, de céphalalgies. On doit craindre alors les effets d'une nourriture trop abondante et trop animalisée; il est sage de passer graduellement du régime d'hiver à celui d'été, combattre la pléthore par un régime débilitant, et la surabondance des humeurs par de prudentes abstinences. On voit souvent des évacuations spontanées guérir les céphalalgies, la perte d'appétit et le vice des digestions ; on a été très sagement conduit à imiter les procédés de la nature et à recourir à quelques purgatifs pour obtenir les mêmes moyens salutaires. La diète végétale, l'abstinence et les purgatifs doivent être préférés aux saignées dites de précaution, employées avec tant d'aveuglement par la classe ignorante, et malheureusement aussi par certains médecins routiniers. Celui qui parviendrait à détruire le monstrueux abus qu'on en a fait, aurait rendu un grand service à l'humanité.

Mais si on remarque au printemps un plus grand nombre de maladies qu'on ne devrait en rencontrer dans une saison où tout semble vie, santé, jeunesse, on doit en accuser l'absence des soins hygiéniques les plus simples en hiver. Cette saison marquée par des intempéries si préjudiciables aux faibles constitutions, est celle où l'on s'y expose avec la plus aveugle imprudence. Bals, concerts, spectacles, inconvénients des veilles, vices des toilettes, dangers de l'encombrement, tout conspire contre la santé, et l'on ne doit ni s'étonner, ni se plaindre si l'hiver et le printemps présentent un aussi grand nombre de maladies redoutables et de morts prématurées.

L'élévation du soleil, le retour de la chaleur, la longue durée du jour, activent toutes les fonctions pour le règne organique. En France et dans la plus grande partie de l'Europe, l'hiver est l'époque des naissances les plus nombreuses; l'été celle où il y en a le moins: en d'autres termes, le printemps est l'époque des plus nombreuses conceptions, l'automne celle des plus rares. Les mois signalés par les plus nombreuses naissances, sont février, mars et janvier, tandis que août, juin, juillet, sont marqués par les moins nombreuses. Ainsi, mai, juin et avril sont les plus élevés dans l'ordre des conceptions; novembre, septembre et octobre sont les mois de la plus rare fécondation. On ne peut s'empêcher de reconnaître dans ces résultats l'influence du soleil et de la chaleur, car il suffit d'un changement météorologique pour avancer ou retarder l'ordre des conceptions et des naissances.

Pendant ce mois on voit souvent, à des jours animés par les chauds rayons du soleil, succéder des nuits sereines, pendant lesquelles un rayonnement continuel vers l'espace abaisse subitement la température, tue les fleurs sur les arbres et glace le fruit dans son bourgeon. Une légère enveloppe de gaze suffit alors pour modérer l'activité de ce rayonnement et préserver la fleur des arbres à fruit. L'homme doit également porter toute son attention à son vêtement. Il faut rejeter les conseils des systématiques, qui prétendent que le même suffit en toute saison. Si l'homme du Nord n'était pas vêtu d'épaisses fourrures, s'il voulait affronter la rigueur des hivers avec des vêtements légers, une grande mortalité serait la suite de ces imprudences. Dans tous les climats, les variations subites de température étant la cause la plus fréquente des maladies, le plus vulgaire bon sens indique la nécessité de bons vêtements. Les hygiénistes ne sont pas d'accord sur la couleur la plus propice à leur donner. Toutes les expériences ont prouvé que la couleur noire absorbe plus de calorique qu'aucune autre, et en même temps qu'elle le laisse dégager avec plus de facilité; il s'établit donc ainsi une sorte de circulation de calorique très favorable à la transpiration insensible et par conséquent à la santé. D'un autre côté, on a remarqué que, par une sage prévoyance de la nature, dans le Nord, un grand nombre d'animaux changent de couleur et deviennent blancs surtout par les froids les plus intenses.

Un vêtement blanc retient plus longtemps qu'aucun autre le calorique et s'oppose ainsi à la déperdition trop rapide de la température animale.

J'ai découvert et confirmé par de nombreux exemples, que la végétation se développe au printemps par un mouvement vital, commun à tout le règne organique, et que l'homme même y participe, malgré le pouvoir perturbateur qu'il exerce sur la nature physique ; ainsi la croissance s'opère principalement d'avril à juillet, c'est-à-dire du milieu du printemps au milieu de l'été, et gagne dans ces trois mois autant que dans le reste de l'année.

L'âge moyen de l'homme n'augmente pas; dans mon ouvrage sur la *Longévité humaine*, j'ai fixé à cent ans le terme que l'homme devrait naturellement atteindre ; cependant il peut aisément dépasser ce terme, mais il est douteux qu'il conserve encore la plénitude de sa science, de sa mémoire et de son intelligence, comme André Doria, Fontenelle et M. Chevreul [1]. Il y a quelques années, je visitai Noël des Quersonnières, âgé de 120 ans, qui radotait un peu. Il était grand admirateur de Robespierre et m'inspirait ainsi un certain éloignement. Tandis que Michelet, qui n'est pas suspect, dit que l'inquisitoriale figure du célèbre tribun souffreteux, dégoûtant, cachant ses yeux ternes sous ses lunettes, était celle d'un sphinx étrange, qu'on regardait malgré soi et qu'on souffrait à regarder, Noël de Quersonnières se plaisait à répéter *que c'était le meilleur enfant du monde et qu'on l'avait calomnié*.

[1] Né le 31 août 1786.

CHAPITRE XIV.

Hygiène de l'été.

Les vieillards, les enfants, les infirmes, les valétudinaires ont besoin de chaleur; l'hiver leur est fatal. Dans certaines contrées d'Italie, il meurt en décembre, janvier et février 66 enfants sur 100 dans le premier mois de la naissance tandis qu'il n'en meurt que 17 sur 100 pendant les mois de juin, juillet, août. En France, la mortalité des enfants est de 1 sur 7,81 en décembre, janvier, février; tandis qu'elle n'est que de 1 sur 9,75 en mai, juin et juillet.

Pendant le mois de juin, les maladies inflammatoires sont moins fréquentes, les affections catarrhales deviennent plus rares ; plusieurs maux chroniques se guérissent ou s'améliorent. La durée des maladies est plus courte pendant les mois chauds, plus longue quand l'atmosphère se refroidit. Il résulte des tables publiées à Stuttgard, que la durée des maladies est en :

Mars, avril, mai, de	19,12 jours.
Juin, juillet, août.	19,07 —
Septembre, octobre, novembre	20,87 —
Décembre, janvier, février.	22,65 —

A Copenhague, la durée moyenne des maladies aiguës a été trouvée :

Pour l'hiver, de.	25,5 jours.
le printemps.	19,2 —
l'été.	17,9 —
l'automne.	19,8 —

Une douce humidité combinée avec la chaleur modérée est très favorable à la conservation et au rétablissement de la santé. Aussi pendant l'été, et surtout quand la sécheresse et les vents brûlants commencent, les bains tièdes et frais assouplissent la peau, calment le système nerveux et favorisent le sommeil ; les anciens en faisaient une panacée et l'usage en était journalier.

Galien regardait le bain tiède comme le remède du chagrin et de la colère. Il n'en est pas d'aussi fréquemment employé en médecine ; aucun ne fournit plus de ressources à l'hygiène pour dompter les passions, rendre la paix à l'âme ou éteindre des ardeurs inquiètes. Il suffit de savoir que les aliénistes traitent la folie avec le plus grand succès par des bains prolongés pour en comprendre la nécessité dans les passions qui y conduisent. Pomme, s'acquit la plus grande réputation en prescrivant les bains de plusieurs heures dans les vapeurs, c'est-à-dire dans toutes les maladies où domine l'élément nerveux en désordre, hystérie, convulsions, névroses de toutes sortes. Lorry, Raulin, Tissot, n'en retirèrent pas de moins bons résultats. Le bain n'est pas moins utile aux savants et aux gens de lettres ; il modère, il calme, il fortifie tout à la fois. Combien de malades ne doivent-ils pas aux bains de mer ou à quelque source thermale le retour à la santé, ou du moins une halte dans le progrès du mal qui les consume ! L'indication des sources salutaires propres à chaque maladie n'est pas une des moindres difficultés de la thérapeutique. S'agit-il des plus puissantes telles que celles de Vichy, de Carlsbad ou des Pyrénées, les vertus en sont connues de tous les médecins. Mais quand il est question de prescrire l'eau thermale la plus convenable dans chaque maladie et à chaque malade, ce n'est pas à tous les médecins indistinctement qu'on doit s'adresser : il faut un tact, un savoir spécial. Le docteur Rotureau nous a toujours paru celui qui peut fournir le conseil le plus éclairé et le plus constamment utile.

La chaleur étant un excitant, son excès n'est pas sans danger. Elle détermine des congestions, produit l'apoplexie et épuise les forces en les stimulant au delà d'un certain degré. Dans les saisons chaudes, on voit un grand nombre d'hémorragies, plusieurs éruptions cutanées, des fièvres bilieuses, et surtout des maladies intestinales. Après celles-ci, les maladies du foie sont les plus communes sous les tropiques et dans l'Inde, où peu de personnes échappent à leur atteinte. On y parviendrait cependant en s'abstenant de spiritueux, en évitant les excès de tout genre, en ne s'exposant pas aux refroidissements.

En produisant avec abondance de doux légumes, des fruits rafraîchissants, la nature nous invite à en faire usage; le goût les recherche, la santé les réclame. On possède une classe d'aliments et de substances médicamenteuses qui jouissent de propriétés sédatives et calmantes; telles sont les semences froides, les melons, les pastèques. Galien se délivra d'insomnies fatigantes en ne mangeant que des laitues à son souper. Les prêtres égyptiens se rendaient chastes par l'usage d'une petite quantité de ciguë. Aux fêtes de Minerve, les Athéniennes couchaient sur les feuilles du gatilier, *vitex agnus castus ;* Cardan attribue les mêmes effets au chèvrefeuille. Suivant Baillou, le nénuphar était quelquefois employé dans les couvents. A notre époque où toutes les vertus des médicaments ont été mises en doute, on a regardé comme des fables les propriétés sédatives du *Nymphœa alba* dont nous avons eu l'occasion de constater l'efficacité manifeste, moins évidente cependant que celle du camphre et des bromures.

Au commencement de l'été, les oranges continuent à fournir un antiscorbutique très délicat, les figues du midi sont un excellent fruit fort nourrissant et très utile dans la phthisie. La pêche est vénéneuse suivant Columelle ; Galien, au contraire, considère ce fruit délicieux non seulement comme inoffensif, mais encore il le regarde comme antinéphrétique, et le conseille aux bilieux et aux sanguins. Fernel et Van Swieten ont guéri des mélancoliques et des hypochondriaques par une alimentation tempérante où prédominent les fruits de l'été; Desbois de Rochefort rapporte qu'un hyperchondriaque se trouva guéri après avoir mangé tout le raisin d'une vigne qu'il venait d'acheter. Van Swieten et Frédéric Hoffmann ont vu guérir des maniaques par l'usage exclusif des cerises ; Richter obtint le même succès avec des cerises et des fraises. Nous rappelons que Linné dut aux fraises la guérison définitive de la goutte. Enfin la cure du raisin, si usitée en Allemagne, a la plus grande efficacité dans la pléthore abdominale, dans les engorgements du foie et de la rate, les hémorroïdes, les tubercules, la goutte et dartres. On commence cette cure par deux livres qu'on élève successivement à huit et même dix livres par jour et sans le moindre inconvénient, quand cette cure sera indiquée par l'état maladif.

La sobriété proverbiale de l'Indien et de l'Arabe est le fruit du climat autant que des préceptes religieux. Toutefois, en donnant une large part à la diète végétale dans la saison d'été, il faut se garantir de toute exagération. L'abstinence absolue de toute viande aurait de graves inconvénients ailleurs et porterait une atteinte profonde à la constitution. Par les températures les plus diverses, le développement des vers intestinaux est dû au régime végétal exclusif, à l'usage des plantes oléagineuses, à l'habitation des lieux bas et humides.

Suivant quelques économistes, la consommation de la viande en France a considérablement diminué, au grand préjudice de la population. Mais le véritable danger consiste dans l'introduction des boissons spiritueuses et des habitudes d'ivresse. On attribuait généralement à la nature animale la force des anciens Germains signalée par César et Tacite; d'après certains voyageurs, l'introduction de nos végétaux farineux chez les Esquimaux a notablement affaibli la constitution de ces insulaires. Ce sont des suppositions sans fondement. Toutefois, ainsi que nous l'avons dit autre part, il est des habitudes qu'on doit respecter. Les peuples du nord sont de grands mangeurs. Dans les guerres de l'Empire, les blessés russes traités par nos officiers de santé français, et soumis à la diète, mouraient par milliers, tandis que traités par des médecins de leur nation et continuant le genre de vie auquel ils étaient accoutumés, ils guérissaient des maladies les plus graves. Il résulte d'un document communiqué par Malgaigne à l'Académie de médecine qu'en 1814, les hôpitaux encombrés de malades de différentes nations présentèrent la proportion suivante dans le chiffre des décès :

Blessés français.	1 mort sur	7,39
— prussiens.	1 —	9,20
— autrichiens.	1 —	11,81
— russes.	1 —	26,93

Les Allemands étaient soumis au même régime que les Français, et la différence dans les proportions des décès est due à une cause morale : les Français étaient vaincus. Quant aux blessés russes, la plupart recevaient la portion entière, et les plus malades la demi-portion composée de 500 grammes de pain, 240 grammes de viande, 12 décagrammes de riz, un demi-litre de vin et un décilitre d'eau-de-vie. La première conclusion à tirer de ces observations, c'est que la diète a des effets désastreux pour le corps déjà affaibli par les blessures et les pertes de sang qui en sont la suite ; la seconde c'est que, dans le traitement des malades et des vices peut-être, il faut avoir égard aux idiosyn crasies et aux habitudes, ce qu'Hippocrate exprime avec tant de justesse, en disant : *A longo tempore consueta, etiamsi fuerint deteriora, insuetis minus tarbare solet..... concedendum autem aliquid consuetudine.* Chez des ivrognes malades, dont les habitudes vicieuses nous dégoûtaient profondément, nous nous sommes repenti d'avoir supprimé immédiatement tout usage de vin et de spiritueux; leurs maladies se compliquent rapidement de symptômes cérébraux et adynamiques; on ne se rend maître des accidents qu'en leur accordant une certaine dose de leur liqueur favorite. Pour qui boit chaque jour un litre d'eau-de-vie, une bouteille de Bordeaux est une tisane calmante. On voit combien sont compliquées et difficiles les règles du régime et l'on ne doit pas s'étonner, que les plus savants hommes de l'antiquité aient consacré des traités spéciaux à cette branche importante de la science.

Nous avons rapporté ailleurs plusieurs exemples de coups de chaleur mortels, d'insolations foudroyantes parmi les ouvriers qui travaillaient aux champs, et les militaires en voyage ou pendant les revues. On écrivait de Cincinnati le 18 juillet 1881 :

« Pendant la semaine dernière, 414 personnes sont mortes par suite de la chaleur. Les décès pour autre cause ne sont que de 153. »

Le *Messager franco-américain*, du 12 juillet 1882, annonçait que la température à New-York avait été terrible la veille :

La journée d'hier, disait-il, prendra une place remarquable dans le calendrier nécrologique, et l'épithète de « funèbre » peut, à juste titre, lui être appliquée. La chaleur tropicale dont nous avons été accablés tout ce jour a semé la mort avec une prodigalité douloureuse. Vingt-sept personnes ont succombé sous les rayons brûlants du soleil, foudroyées comme par une décharge électrique; vingt-deux autres ont été grièvement atteintes par l'insolation et il est à craindre que de nouveaux décès ne se produisent. C'est principalement sur les enfants et sur les personnes âgées que le soleil a exercé son action mortelle.

Enfin, une dépêche adressée le 9 juillet 1883, de New-York au *Standard*, annonçait que 377 enfants ont succombé, dans le courant de la semaine dernière, à différentes maladies occasionnées par les grandes chaleurs. Le thermomètre Fahreinheit marquait à l'ombre, ces jours derniers, 97° (45° centigrades).

C'est en juillet, le mois le plus chaud de l'année, que se manifestent avec la plus grande intensité et plus nombreuses les maladies propres à la saison estivale. Quoique, en général, la plus favorable à la santé, elle présente, mais en proportion affaiblie, le tableau des affections tropicales. Dans quelques contrées même, en Danemark par exemple, les maladies sont plus fréquentes et plus graves qu'à toute autre époque. Le choléra, la fièvre jaune et la peste empruntent leur plus haute malignité à la température élevée. L'épidémie d'Égypte est en décroissance depuis le 15 août; en deux mois, elle a enlevé 35,885 malades; mais dans aucun lieu la chaleur, quelque intense qu'elle soit, n'engendre ces épidémies redoutables. Elles sont dues à un poison local développé et propagé par la température. Il est si vrai que les épidémies prennent à la localité même leur caractère spécifique, qu'on ne voit jamais la peste à Cuba et à la Vera-Cruz, ni la fièvre jaune au Caire ou à la Mecque. Mais la température active et propage les foyers d'infection et les miasmes épidémiques. Quoique le choléra de

1832 eût éclaté à Paris le 13 février, il ne prit son accroissement redoutable que dans les mois suivants, et la gravité des cas se compta et se multiplia par les degrés du thermomètre. Dans l'épidémie de fièvre jaune qui décima la Nouvelle-Orléans en 1858, et qui présenta ce caractère insolite de ne point épargner les créoles et les indigènes, aucune prescription d'hygiène publique ne suspendit ou ne ralentit la marche du fléau, tandis que le premier abaissement de la température, survenu vers la fin d'octobre, la fit cesser comme par enchantement.

L'usage excessif des fruits aqueux et surtout des boissons glacées, sous le règne d'une chaleur intense, est regardé comme la cause des cas de choléra sporadique qu'on observe en Grèce, en Italie, en Espagne, dans le Midi de la France et aux colonies. L'humidité réunie à la chaleur, la fraîcheur des nuits succédant aux ardeurs du jour, la suppression de la transpiration par les vents de large dans les climats maritimes sont les causes auxquelles on attribue le tétanos des nouveaux-nés, si fréquent et si fatal sous les tropiques, l'éléphantiasis, les dysenteries, les hépatites, qu'on observe au Brésil, à Java, dans les îles de la Sonde, etc. On ne saurait assez faire remarquer combien, dans les climats chauds excessifs, la violation des lois de l'hygiène a pu enfanter de maladies hideuses. Rhasès, le premier, a décrit la petite vérole, qui a été importée d'Afrique ou d'Asie en Europe, à la suite des croisades, et s'y est perpétuée par contagion. C'est également après les croisades que la lèpre fut importée en Europe, où l'on compta jusqu'à 19,000 léproseries au XIIIe siècle. Il en existait, dit-on, 2,000 en

France. Cette affection est endémique dans le Bengale et sur le littoral de la côte de Coromandel, où le sol est marécageux et l'air à son maximum d'humidité. Elle est au contraire très rare dans d'autres parties de l'Inde qui offrent un sol élevé, un air sec et salubre.

Dans les climats chauds, sans exception, on trouve des mœurs très relâchées et des vices honteux. En Europe, les attentats contre les mœurs, les crimes contre les personnes atteignent leur maximum en mai, juin et juillet, et descendent au minimum en novembre, décembre et janvier. Les suicides, ainsi que la folie, ont leur plus grande fréquence pendant les chaleurs de l'été. A Genève, sur 133 suicides, on en compte 87 en été et dans l'automne, et 46 seulement en hiver et au printemps. A Berlin, on a noté 328 suicides au printemps et en été, 254 pendant l'hiver et l'automne. A Paris, 119 suicides appartiennent au printemps et à l'été, 73 à l'hiver et à l'automne. On aurait tort de conclure de là que le suicide et la folie sont plus fréquents au midi qu'au nord; l'observation, en effet, prouve le contraire. Ainsi, en France, de 1827 à 1830, on a compté 1,800 suicides; les départements du nord en ont présenté 1 sur 9,853 habitants, ceux de l'est 1 sur 21,734, ceux du centre 1 sur 27,393, ceux de l'ouest 1 sur 30,499, ceux du midi 1 sur 30,836. Ainsi, malgré son influence réelle sur le suicide, la température n'est pas l'unique cause; on doit même chercher les principales dans la civilisation avancée, dans les orages des passions, les revers de fortune, le relâchement des liens de famille et l'affaiblissement des croyances. Les suicides sont devenus plus fréquents dans le Nord depuis l'introduction des spiritueux et les habitudes d'ivresse qui y ont fait de si funestes progrès.

L'explosion de la folie, et notamment les récidives de la manie ambitieuse arrivent le plus souvent au printemps et pendant les chaleurs de l'été. Toutefois, les pays du nord renferment un bien plus grand nombre de fous que les pays tempérés et méridionaux; ainsi la Norvége compte 1 fou sur 551 habitants, la France et les Pays-Bas 1 sur 1,000, l'Italie 1 sur 4,000, et l'Espagne 1 sur 7,000 environ.

Nous avons réservé pour la fin de ce chapitre, afin de la traiter plus longuement, une question spéciale qui nous a paru des plus importantes soit au point de vue de la pathologie, soit au point de vue de l'hygiène : nous voulons parler de la fièvre typhoïde. Au nombre des maladies estivales, on doit en effet citer en particulier la fièvre typhoïde; c'est dans les mois de juillet et d'août qu'elle fait ses plus grands ravages; elle décline ordinairement en décembre et atteint son *minimum* en mai et juin. Les épidémies de fièvre bilieuse décrites par Tissot, Forestus, Finke, s'étaient manifestées par des étés d'une chaleur intense et prolongée. En Espagne, en Grèce, en Italie, elles règnent avec un nouveau degré de violence dans la saison chaude, et prennent alors le caractère adynamique et ataxique ; toutefois, l'extrême misère qui sévit sur la population nécessiteuse en l'an IV de la République, détermina pendant l'hiver même une épidémie meurtrière de fièvres adynamiques.

Cependant, à toutes les époques on peut signaler dans

les grandes villes, à Paris surtout, des exemples de fièvre typhoïde. L'épidémie qui a régné depuis le mois de juillet 1882 jusqu'à la fin de janvier 1883 a provoqué une discussion approfondie au sein de l'Académie de médecine; je croirai servir les intérêts de la science en présentant ici quelques souvenirs rétrospectifs qui remontent à plus de soixante années.

Au début de mes études, j'eus la bonne fortune de suivre la clinique de Petit, médecin de l'Hôtel-Dieu, qui en 1813 avait publié avec Serres un *traité de la fièvre entéro-mésentérique* qui n'est autre que la fièvre typhoïde (dothinenterie de Bretonneau, *typhus fever* des anglais). Comme tous les auteurs, il parlait souvent de la maladie qu'il avait étudiée avec prédilection, et il nous étonnait par un miracle de diagnostic; à peine apercevait-il un typhique d'un bout de la salle à l'autre qu'il le signalait sans jamais se tromper; arrivé à son lit, il faisait remarquer les symptômes caractéristiques de la maladie, et instituait un traitement, pour ainsi dire uniforme, consistant dans les toniques, le quinquina principalement.

Quand un malade se plaint depuis quelques jours déjà de céphalalgie obtuse, de perte des forces, de courbature dans les membres, avec une bouche pâteuse, avec ou sans mouvement de fièvre, ces symptômes peuvent n'indiquer qu'un embarras gastrique. Mais ils peuvent aussi être les précurseurs d'une fièvre typhoïde. On doit regarder comme symptôme pathognomonique la douleur à la pression avec gargouillements dans la fosse iliaque droite, douleur qui correspond à l'exanthème intestinal : ulcération des plaques agminées de Payer et des glandes de Brunner, accompagnée de l'engorgement des ganglions mésentériques, avoisinant la valvule iléocœcale. Du reste aucun médecin de quelque expérience ne saurait méconnaître la fièvre typhoïde. A l'anorexie des premiers jours se joint une diarrhée plus ou moins intense; la langue se recouvre d'un enduit grisâtre, avec tendance à la sécheresse; elle devient tremblante, brunâtre et fuligineuse, parfois fendillée; les dents présentent le même caractère de sécheresse et de fuliginosité. Il n'est pas rare de voir au début, des nausées et même quelques vomissements. Le météorisme du ventre est signalé par la plupart des auteurs et dans toutes les observations de Petit et Serres.

Nous nous contentons d'indiquer les *sudamina* et les taches rosées lenticulaires qui apparaissent du cinquième au neuvième jour. Sans admettre une fièvre typhoïde à forme pectorale, on rencontre fréquemment des râles de diverse nature et même une pneumonie hypostatique, à laquelle nous n'avons attribué qu'une importance secondaire, tandis qu'après les lésions de l'appareil intestinal, les désordres du système nerveux suffiraient pour caractériser la fièvre typhoïde; ils deviennent même prédominants dans une certaine forme de la maladie.

La physionomie exprime la stupeur, c'est-à-dire l'abattement et la tristesse; l'œil est terne et en général le teint livide surtout autour des ailes du nez et aux lèvres. Il y a tendance au sommeil avec décubitus dorsal, ordinairement un léger délire qui cesse quand on fixe les idées du malade; les réponses sont lentes, mais justes. Je n'ai point rencontré de fièvre typhoïde sans accélération de la circulation et augmentation de la température; toutefois le pouls est faible et facile à déprimer, *Bis feriens* quelquefois.

Tels sont les symptômes de la fièvre typhoïde simple et en son degré moyen d'intensité. Sa durée est de deux à cinq septenaires. Si les accidents s'aggravent, il faut s'attendre à voir éclater les symptômes des fièvres ataxo-adynamiques qui souvent se déclarent dès les premiers jours, en temps d'épidémie surtout.

Nous avons cru devoir entrer dans ces détails préliminaires afin de n'avoir pas à y revenir dans chacune des observations que nous allons présenter.

Le 18 octobre 1825, on m'appela rue de Bondy pour voir un étudiant en droit de première année très bien constitué, nommé Guidée; quoique au début, jamais fièvre typhoïde ne fut plus caractérisée. Appelé plusieurs fois en consultation, Husson, qui à l'exemple de Pinel, et de Broussais considérait la fièvre typhoïde comme une inflammation, conseilla le traitement anti-phlogistique dans toute sa rigueur. La maladie suivit le cours fatal de la fièvre muqueuse d'abord et bientôt de la fièvre ataxo-adynamique; les derniers symptômes furent l'éruption de deux énormes parotides, et enfin, un délire sombre dans lequel le malade cherchait à mordre ceux qui l'entouraient. Ce jeune homme mourut le 2 janvier 1826. Sa fin cruelle m'inspira une certaine défiance contre la médecine physiologique.

Au moment où j'écrivais ces lignes, M. S., fils d'un ancien député de Strasbourg, entrant chez moi, me rappela que dans le printemps de 1828, je l'avais traité d'une fièvre typhoïde, à l'institution Morin de Fontenay, où on le préparait pour l'école polytechnique. Il y fut reçu en son temps. Ma thérapeutique se ressentit encore de la doctrine physiologique ; mais aucune émission sanguine ne fut pratiquée. La maladie ne dura pas moins de quarante jours, mais ne laissa toutefois aucune suite. J'agis de même dans quelques autres circonstances. Peu d'années après, j'eus à traiter un jeune créole de la Martinique, M. Saint-Alb.,. qui, après un grand travail et des examens brillants pour l'école polytechnique, fut atteint de fièvre typhoïde. Je pratiquai une légère saignée et prescrivis un purgatif salin ; mais à peine le nom de la maladie fut-il prononcé, qu'un frère aîné voulut appeler en consultation Rayer et de Larroque. Après la confirmation du diagnostic, et réunis dans une chambre particulière, une vive discussion s'établit entre nous. Malgré sa brusquerie habituelle, Rayer fit un grand éloge de mon traitement, que de Larroque n'approuva pas, en disant que la saignée était inopportune. Il m'invita à venir le voir à Necker ; je m'y rendis le lendemain ; de Larroque me montra dans son service une double rangée de typhiques, tous guéris ou en convalescence, n'en ayant perdu qu'un seul, ajouta-t-il, qui avait été saigné en ville. Il débutait par cinq ou dix centigrammes de tartre stibié avec trente grammes de sulfate de magnésie. Les jours suivants jusqu'à la guérison il faisait prendre un verre d'eau de Sedlitz. Un grand nombre de praticiens de cette époque et notamment Chomel, Andral, Louis, Piédagnel, se livrèrent à de nombreux essais, et, si tous ne suivirent pas à la lettre, le traitement de de Larroque, tous du moins lui rendirent justice. Aussi c'est ce traitement qui me paraît devoir l'emporter dans la majorité des cas avec les modifications convenables; ainsi, on doit remplacer le tartre stibié par le vomitif, avec un ou deux grammes d'ipéca en poudre, surtout chez les femmes et les jeunes gens.

Voici un exemple que je crois devoir rapporter, à cause de la simplicité de la maladie et d'une leçon à l'adresse des jeunes praticiens.

En 1834, le fils d'un notaire arriva du collège avec une fièvre typhoïde qui ne me parut pas très grave; mais aussitôt il s'éleva une grande rumeur dans une famille nombreuse, et Louis fut appelé d'urgence en consultation. Il approuva le traitement par les purgatifs et se montra fort réservé dans le pronostic. Quand nous fûmes seuls, il me blâma d'avoir énoncé que la maladie était bénigne, en ajoutant que toute fièvre typhoïde avait ses dangers, et qu'on ne pouvait jamais promettre une terminaison favorable exempte de toute complication. La maladie fut très longue, mais ne laissa aucune mauvaise suite. Le jeune homme a été rédacteur en chef d'un grand journal politique. Deux ans après, un parent de ce malade, demeurant rue Castiglione, 5, eut une fièvre typhoïde pendant laquelle, survint au quinzième jour, une hémorragie intestinale très abondante qui mit la vie en danger et n'empêcha pas la guérison.

A l'avenir, je traitai avec succès tous mes typhiques par la méthode de de Larroque. Je ferai remarquer que trois de mes malades entrèrent à l'école polytechnique; de sorte qu'il est permis de supposer qu'un travail assidu, les veilles, les préoccupations, sont des dispositions à la fièvre typhoïde. Je rappellerai encore deux observations dont la dernière surtout est très curieuse.

M. X., qui devait sortir plus tard le septième de l'école et qui est aujourd'hui ingénieur en chef d'un grand chemin de fer, paya son tribut à la fièvre typhoïde. Il avait un délire presque continuel, et cependant aucune autre complication n'empêcha une guérison au troisième septenaire. Deux ans après, la plus jeune de ses sœurs fut atteinte de la même maladie, avec de très violents symptômes; Andral fut appelé en consultation le cinquième jour. Notre visite tirait à sa fin, quand la malade en proie à un délire continuel, récita spontanément l'oraison dominicale, et les divagations ne s'arrêtèrent plus que le cinquantième jour. A cette sorte de réveil, elle se souvint de la visite d'Andral comme si elle avait eu lieu la veille; les autres cinquante jours étaient entièrement effacés de sa mémoire. Nous pouvions regarder la malade comme convalescente; tous les symptômes étaient améliorés excepté le pouls qui marquait cent cinquante pulsations. En raison de cette accélération, nous étions très réservés sous le rapport de l'alimentation, qui se bornait à quelques potages. Ce régime ne faisait pas l'affaire de la malade, et pendant son sommeil, dans ses rêvasseries, elle ne voyait que viande et aliments substantiels. Après quelques jours de rigueur, le pouls ne baissant pas, Andral me dit : *Si nous étions téméraires !* Nous permîmes donc le régime animal et nous vîmes le pouls s'abaisser et la convalescence s'établir ; mais ce que je n'avais jamais observé dans la fièvre typhoïde, Mlle X., resta affectée de paraplégie, du mouvement seulement, la sensiblilité quoique obtuse persistait encore. Nous appelâmes Ollivier d'Angers et d'autres médecins sans obtenir le moindre résultat de leurs conseils. Chellius, de Heidelberg, fut le dernier consultant; aucune amélioration ne survint. La maladie durait plusieurs mois sans modification, lorsque la famille alla s'installer au Hâvre, d'où je reçus bientôt une lettre curieuse; la malade m'apprit qu'en raison des soins si dévoués que je lui avais prodigués, elle avait obtenu de sa mère l'autorisation de m'écrire. Elle m'apprenait que, voyant échouer le traitement des médecins les plus éclairés, elle avait fait une neuvaine sous la direction du prince de Hohenlohe, et que le saint évêque ayant dit la messe à son intention le neuvième jour, elle demanda à l'heure même à quitter son lit; elle le quitta, en effet, s'habilla seule, à la grande joie de sa famille et se sentit guérie. Tout le monde sait que le prince de Hohenlohe, mort en 1849, avait obtenu un grand nombre de guérisons sans voir les malades, par la seule prière qu'il faisait à la même heure qu'eux. La cour de Rome, n'ayant jamais reconnu ces guérisons comme des miracles, on peut donc attribuer la guérison subite et persistante de Mlle X. à l'influence morale.

Je n'ajouterai que très peu de mots : en 1881, on a enregistré 2,020 décès pour fièvre typhoïde; ce chiffre s'est élevé à 3,276 en 1882. Comme la mortalité générale n'avait été en 1881 que de 56,821, tandis qu'elle fut de 59,674 en 1882, on a supposé que des conditions atmosphériques, particulièrement l'humidité, avaient pu contribuer à cet accroissement de mortalité. Il est certain qu'anciennement la fièvre typhoïde était moins fréquente à Paris et qu'on doit s'attendre à la voir augmenter encore, suivant les progrès de la population. On peut prédire que rien ne l'arrêtera. L'encombrement et la contamination des eaux potables sont les causes les plus puissantes; les autres, telles que les fatigues, les veilles, la misère, le chagrin, ne viennent qu'après. On a signalé le casernement, tel qu'il existe en France, comme un foyer permanent de fièvres typhoïdes. La mortalité typhique qui était de 2 pour 1,000 hommes de 1862 à 1864, s'est élevée de notre temps à 3,20 pour 1,000, tandis qu'elle n'est que de 0,95 en Prusse et de 0,31 en Angleterre. Ainsi depuis dix ans, la France a perdu dans les casernes 40,000 soldats dont 15,000 par la fièvre typhoïde.

Nous avons fait connaître le traitement qui a toutes nos préférences et qui sauve les malades en plus grand nombre : un vomitif au début, quelques doux purgatifs ensuite. L'acide salicylique essayé par M. Vulpian, dans d'autres circonstances le sulfate de quinine peuvent avoir leur utilité. Quant aux bains froids, un médecin soucieux de l'intérêt des malades et de sa réputation, doit les proscrire et les remplacer par des bains tièdes s'ils sont indiqués. Un très habile praticien ayant voulu récemment expérimenter la méthode de Brand chez six typhiques, en a perdu deux de pneumonie, ce qui m'a paru logique et juge la valeur de cette pratique.

Le régime alimentaire a fait de nos jours de véritables progrès; il faut nourrir les malades. Il y a environ trente ans, Serres appelé en consultation auprès de Mme de M., sa compatriote, constata sa convalescence et lui prescrivit quelques tasses de bouillon de poulet aromatisé avec trois pincées de cerfeuil. Aujourd'hui on accorde avec avantage du bouillon, du lait, des potages, de l'eau rougie, quelquefois des vins de Bordeaux ou de Bagnol.

Enfin, au sujet de la contagion soutenue d'abord par Gendron dans l'épidémie du Château du Loir, par Bretonneau et enfin Trousseau, je dois déclarer que je n'en ai pas vu un seul exemple dans ma pratique où j'ai toujours conseillé une propreté excessive et les précautions hygiéniques qui peuvent rassurer les familles. Sur 439 cas observés en 1853 à l'Hôtel-Dieu, Chomel et Louis n'en virent que 10 à l'intérieur. N'est-ce point là un frappant exemple de non contagion ?

CHAPITRE XV.

Hygiène de l'automne.

Les marais et les fièvres intermittentes sont des questions qui n'intéressent pas moins l'hygiéniste que le pathologiste. Nous pourrions, avec la même opportunité, les traiter dans le chapitre consacré à l'hygiène de l'été ou les reporter à celui qui traite de l'automne; c'est ce dernier parti que nous adoptons, et contrairement à la méthode que nous avons suivie jusqu'ici, nous ouvrirons ce chapitre par un court résumé de la question des marais et des fièvres intermittentes.

Il y a un demi-siècle, les fièvres intermittentes étaient excessivement rares à Paris, et la plupart des praticiens avaient coutume de n'opposer aucun traitement au petit nombre de celles qu'on y voyait. Elles disparaissaient d'elles-mêmes, les quotidiennes avant le huitième jour, les tierces avant le quatorzième. Mais les fortifications, les grands travaux et le macadam y ont déterminé des accès plus nombreux et plus sérieux. Déjà cependant le maire de Vincennes avait remarqué que les eaux pluviales et ménagères s'accumulaient dans une certaine rue, où la mortalité s'élevait à 1 sur 30 habitants, tandis qu'elle n'était que de 1 sur 50 dans le reste de la population. On avait fait la même remarque dans une rue de Clichy-la-Garenne. Un bon système de pavage de ces rues procura l'écoulement des eaux et fit disparaître, avec ces petits marais, la mortalité qu'ils occasionnaient.

On entend par marais un terrain plus ou moins étendu dont la surface est couverte par une eau stagnante, que vaporise la chaleur de l'été et dont le fond offre des débris plus ou moins altérés de matières végétales. Ce n'est pas la température elle-même qui détermine les maladies terribles décrites par les observateurs; elles éclatent quand le soleil a desséché les flaques d'eau stagnantes, et déterminé la décomposition et l'évaporation des matières organiques que renfermait le marais. Par exemple, rien n'est plus rare que la fièvre intermittente à Bornéo, Arkhangel, où les marais ne sont jamais à sec. Chez nous, il suffit de quelques inégalités de terrain et d'un sous-sol argileux imperméable pour retenir les eaux et constituer un marais. On en compte en France plus de 500,000 hectares; les principaux sont dans la Charente-Inférieure, la Bresse et la Sologne. Le dessèchement a lieu en août, septembre et octobre; c'est pour les contrées marécageuses l'époque de la plus forte mortalité; elle est d'un tiers supérieure à celle des pays salubres. L'influence paludéenne est surtout désastreuse dans la première enfance, et depuis 35 jusqu'à 55 ans.

Le Hanovre, la Pologne et la Hongrie ont des marais

plus étendus que la France. On peut dire que la Hollande et surtout l'île de Walchéren ne forment qu'un immense marécage. Mais de toutes les contrées marécageuses, les plus tristes exemples ne nous sont pas fournis par Gibraltar, Syracuse, Venise, mais bien par la *campagne romaine*.

Les côtes orientales et occidentales d'Afrique sont extrêmement funestes aux nouveaux arrivants. L'île de Mozambique tuait en quelques années tous les criminels qui y étaient déportés. Toutes les Antilles sont exposées à des inondations périodiques, qui à certains moments, les convertissent en marais. Le Brésil est presque le seul grand empire où l'on ne rencontre pour ainsi dire point de fièvres intermittentes.

Quelques observateurs ne paraissent pas éloignés de croire que le choléra est engendré par les marais du Gange, la peste par les débordements extraordinaires du Nil et la fièvre jaune par les marécages, formés par les grands fleuves de l'Amérique.

En traçant avec énergie les accidents, pour ainsi dire foudroyants, éprouvés par l'armée anglaise dans l'île de Walchéren, Pringle a cité un fait extrêmement curieux et qu'on ne saurait passer sous silence. Il est universellement reconnu que les fièvres intermittentes ne sont pas contagieuses. Eh bien, Pringle rapporte que des voiles de vaisseaux qui servirent de couvertures aux fiévreux, donnèrent le typhus à dix-sept ouvriers qui les touchèrent.

Indépendamment des fièvres intermittentes, il est une foule d'affections que détermine l'habitation d'un pays marécageux et que l'on désigne ordinairement sous le nom de cachexie palustre. Tous les habitants ont une physionomie spéciale : ils sont gras, infiltrés, pâles, blafards et de petite stature. Les maladies habituelles sont les tumeurs et les ulcères lymphatiques du cou, des aisselles, en un mot la scrofule et la phthisie. Les effets des marais sont plus funestes encore aux étrangers qu'aux acclimatés, ainsi qu'on le voit dans le tableau des accidents éprouvés par l'armée anglaise dsns les Pays-Bas : céphalgies, chaleur brûlante, douleurs dans les os, mal au creux de l'estomac, vomissements verdâtres, pétéchies, odeurs cadavéreuses, fièvres putrides, grande mortalité. Ces symptômes ont du reste une grande analogie avec ceux que décrivait déjà Hippocrate en parlant des scythes nomades et des riverains du Phase.

Les fièvres qui à différentes reprises ont ravagé Cadix rappellent les symptômes de la fièvre jaune : tels que douleurs épigastriques, vomissements noirs, chaleur ou froid de la peau, irrégularité du pouls, prostration, vertige, délire.

Les accidents des effluves marécageux deviennent d'autant plus formidables qu'on avance vers les climats chauds. L'action meurtrière est en raison directe de la température. Les fièvres intermittentes de tous les types entrent pour la plus grande part dans les maladies et les décès des régions tropicales. A Madras, le cinquième des maladies présente le type intermittent; à Batavia, aujourd'hui éprouvée par le plus épouvantable cataclysme dont il soit fait peut-être mention dans l'histoire, la fièvre intermittente est en quelque sorte la seule implacable maladie. Cette maladie étant déclarée, il faut l'attaquer promptement avec le sel de quinine, en proportionnant la dose à la gravité des symptômes. L'amiral Bouët-Willaumez, gouverneur du Sénégal, nous a rapporté qu'ayant à livrer un combat à l'heure où devait éclater un accès, il prit en une seule fois quatre grammes de sulfate de quinine, prévint ainsi la fièvre, mit le sabre à la main et battit l'ennemi.

Dans les climats tempérés, les fièvres intermittentes et rémittentes ont, pour ordinaire, des types si francs, que leur diagnostic s'affirme presque toujours avec netteté. Mais il n'en est pas de même lorqu'elles révêtent le type continu : ce qui est très fréquent dans les pays chauds et marécageux, surtout pendant l'été. Dans son célèbre ouvrage sur les fièvres pernicieuses, Torti avait reconnu, il est vrai, ce passage à la continuité et avait même fait une classe spéciale de ces fièvres ainsi transformés, sous le vocable de *fièvre subintrante*, *subcontinue* : expressions qui, toutes deux, indiquent que le type continu des fièvres paludéennes ne s'établit que par degrés, après plusieurs accès plus ou moins nets qui l'avaient précédé; que ce type n'est pas primitif, qu'il se prépare, pour ainsi dire, perfidement, comme par une marche souterraine. Ses successeurs immédiats n'allèrent pas au delà ; et ces données d'un grand esprit s'effacèrent ensuite tellement, que l'on en rencontre à peine la trace dans Pinel et dans les pyrétologistes ses contemporains. Il faut, pour les retrouver, arriver aux travaux du docteur Maillot qui de son côté va beaucoup plus loin ; car il établit que dans les mois d'été des pays chauds et marécageux, le type continu, débutant d'emblée, est des plus fréquents; il démontre que les fièvres continues de ces contrées relèvent presque toutes de l'élément paludéen; que, pour une médication appropriée, on peut, dans presque tous les cas, les ramener à l'intermittence ou tout au moins à la rémittence, et il leur donne le nom de *pseudo-continues* pour bien faire comprendre qu'elles ne sont pas de même nature que les fièvres essentielles des anciens, que ces fièvres auxquelles Broussais avait imposé le nom de gastro-céphalites et que l'École moderne englobe sous celui de fièvre typhoïde.

Pourquoi cette dénomination complexe, mais si juste, de *pseudo-continues ?* Le premier terme, dans la pensée du docteur Maillot, avertit le praticien qu'il doit se tenir sur ses gardes et ne pas s'en laisser imposer par la continuité qu'il a sous les yeux, parce que, au moment où on s'y attend le moins, éclatent des accidents redoutables, souvent mortels, inconnus dans la marche de la fièvre typhoïde; se révèlant au contraire, comme les similaires des accès pernicieux dans les fièvres intermittentes, comme les similaires encore des paroxysmes pernicieux dans les fièvres rémittentes. Pourquoi ensuite le second terme? Parce que ces fièvres paludéennes ont réellement un mouvement fébrile continu, à tel point que depuis Hippocrate jusqu'à nos jours, tous les auteurs les ont considérés comme étant nos fièvres essentielles, comme étant notre fièvre tiphoïde; mais c'était une erreur, ainsi que le démontre Littré dans sa collection des œuvres d'Hippocrate : « Le nom de *continues*, dit cet écrivain célèbre, a été l'origine d'une grave confusion qui est loin d'avoir cessé... En effet, ce mot a une toute autre signification dans les climats chauds que dans les climats tels que le nôtre... Mais les *continues* des uns sont-elles les continues des autres? Pas le moins du monde et l'erreur a été fréquemment commise... Mais si l'on s'était tenu rigoureusement dans la dénomination d'Hippocrate qui par *continues*, entendait à la fois les fièvres rémittentes et continues, on aurait reconnu que cette désignation appartenait à une autre maladie que nos fièvres continues, qui ne sont pas susceptibles d'être indifféremment rémittentes ou continues. C'est là, je le répète encore, le caractère essentiel qui distingue de nos fièvres continues les fièvres continues des pays chauds, et toutes celles qui doivent à des conditions locales d'être comparables à celles des pays chauds... C'est donc avec un sentiment d'une distinction réelle et fondamentale que M. Maillot a donné le nom de *pseudo-continues* aux fièvres continues des pays chauds. »

D'un autre côté, les faits avaient déjà justifié ce point de doctrine établi par le docteur Maillot et les conséquences qui en découlaient, savoir l'administration immédiate et à haute dose, comme on le pratiquait dans les fièvres intermittentes et rémittentes, sans se préoccuper de la continuité de la fièvre. Cette médication avait complètement réussi : on lui devait déjà la cessation des épidémies qui avaient été si meurtrières les années précédentes; la mortalité de un sur trois et demi s'était abaissée à un sur vingt. La nouvelle thérapeutique se généralisa bientôt dans toute l'Algérie avec le même succès; et aujourd'hui, si la mortalité est encore dans l'armée d'Afrique le double de ce qu'elle est en France, la mortalité relativement au nombre des malades est absolument identique à celle de nos garnisons de l'intérieur.

Il n'est donné qu'à un très petit nombre de médecins d'être les promoteurs de découvertes importantes qui sauvent la vie à plusieurs milliers d'hommes, qui permettent à leur pays de coloniser une grande région glorieusement conquise et de joindre ainsi un nom scientifique à celui des Bugeaud, des Cavaignac, des Lamoricière, des d'Aumale. Une justice tardive a été rendue au docteur Maillot. Sur l'initiative de M. le professeur Verneuil au congrès d'Alger de 1882, le conseil général décida que le nom de Maillot serait donné à une rue de la grande cité et à un centre de population. Enfin en 1883, l'Académie des sciences lui décerna un prix Montyon. Quoique les récompenses ne soient pas proportionnées au service rendu, on conçoit qu'un noble cœur puisse s'en contenter, quand on songe à l'indifférence, aux injustices et à l'ingratitude dont chaque siècle est témoin envers les bienfaiteurs de l'humanité; quand nous avons vu à notre époque Chervin, membre de l'Académie de médecine, un savant, un sage, tomber au bout de la vie glorieuse où il venait de faire proclamer une grande vérité : la non contagion de la fièvre jaune, et à la honte de ses collègues et de ses contemporains mourir, sur un lit d'hôpital.

Nous ne recherchons pas qu'elle est la cause intime de l'insalubrité des marais : il n'existe à ce sujet que des conjectures. Il faudrait rappeler l'opinion de Varron, Columelle, Vitruve, partagée par quelques modernes, Linné et même Lancisi sur la pénétration dans les voies respiratoires de milliers d'animalcules infusoires, ainsi que celle de Volta sur le gaz qui se dégage de la vase des marais, gaz composé d'hydrogène proto-carboné, mêlé d'azote, d'acide carbonique, d'hydrogène sulfuré et même dans certains cas, d'hydrogène phosphoré. Il est vrai que les résultats obtenus par Fourcroy, Thomson, Gattoni, dans les marais de la Valteline sont loin de prouver l'existence de ces divers gaz. Mais de nouvelles recherches sont devenues nécessaires depuis que Vauquelin a reconnu des flacons légers, une odeur sulfureuse, une réaction alcaline, et un résidu organique, dans l'eau de la rosée recueillie par Rigaud de L'Isle au-dessus des marais pontins, depuis que Thénard et Dupuytren ont vu le gaz carboné des marais déposer des flocons de matière animalisée, et surtout depuis que M. Boussingault a saisi des principes organiques dans l'air recueilli au-dessus des marais de l'Amérique.

Les analyses de ces hommes célèbres ont préparé et justifié la doctrine moderne de la nature parasitaire de l'impaludisme, imaginée par deux savants italiens Klebs et Thomasi Crudeli sous le nom de *Bacillus malaricæ*, et prouvée avec évidence par les travaux d'un médecin militaire français, le docteur Lavedan; ses recherches communiquées à l'Académie des sciences ont porté sur 192 malades, dont le sang chez 140 a présenté des parasites qu'il a parfaitement décrits. L'expérience nous apprendra si les parasites sont les mêmes dans toutes les parties du monde, dans les marais différents et enfin dans les divers types de fièvres. La question soulève encore plusieurs problèmes, celui-ci en particulier : il dépend de l'industrie de créer des marais, des marais salants par exemple; les parasites qu'ils produisent sont-ils une création spontanée?

Ainsi que nous l'avons déjà exprimé, l'habitation d'un pays marécageux, c'est la misère et la maladie pour toute une population; c'est une vie plus courte et une vieillesse précoce; dans le même département où l'on voit parmi les habitants de la montagne 1 décès sur 38 individus, on en trouve 1 sur 20 dans la plaine marécageuse.

Quels conseils donner à la population attachée à une contrée infestée de marais? On ne peut lui dire : Quittez le pays qui vous a vu naître, abandonnez le champ de vos pères. Il faut donc assainir, dessécher les marais; ce que les volontés individuelles ne peuvent faire, le concert des volontés réunies est capable de l'exécuter. Dans la saison des épidémies, on y échappe quelquefois par l'usage préventif du quinquina secondé par une nourriture abondante, de bons vêtements et la régularité du régime. L'action des miasmes s'exerçant presque exclusivement àl'époque des plus fortes chaleurs de la journée, on doit les éviter avec soin, ainsi que les refroidissements des soirs et des matinées.

Nous le répétons : il faut assainir, il faut dessécher les marais; les gouvernements soucieux de l'intérêt et du bien-être des populations ont ce grand devoir à remplir, il n'en est pas de plus important dans l'hygiène publique. On a signalé à diverses reprises comme éminemment dangereux le mélange des eaux douces et de l'eau de mer. Déjà soupçonné au temps de Vitruve, ce fait est définitivement acquis aujourd'hui à la science. Un mémoire lu à l'Institut en 1825, par un élève distingué de l'École polytechnique, M. Gaëtano Georgini sur les maremmes de Lucques, a lévé tous les doutes. La séparation des eaux de la mer proposée par Rondelli en 1714, par Manfredi en 1730, par Zendrini en 1736, fut enfin mise à exécution en 1740. On établit une écluse à l'entrée du canal de la Burlamacca, par lequel les eaux de la mer pénétraient dans le bassin de Massaciaccoli. Le succès fut si complet, que dès l'année suivante, on vit disparaître les maladies qui désolaient la contrée. Abandonné jusque-là et presque entièrement désert, le village de Viareggio devint un lieu de plaisance pour les premières familles de Lucques. On a obtenu par le même système d'écluses, l'assainissement des autres parties de la plage, située entre la mer et les Apennins. Éclairé par des résultats aussi merveilleux, le duc de Toscane entreprit des travaux gigantesques pour soustraire son beau royaume aux ravages de la malaria, et dans ces travaux la séparation des eaux salées avec les eaux douces joue le principal rôle.

Dans quelques circonstances, on peut espérer que le reboisement des montagnes détruira quelques marais, en retenant les terres et en divisant les eaux qui pourraient s'accumuler dans les vallées situées à leurs pieds. Dans d'autres, on a pu assainir, en abattant des bois qui attiraient l'humidité et s'opposaient au libre écoulement des eaux, ainsi que cela a été pratiqué aux Antilles. Mais des mesures semblables ne pourraient être conseillées dans le pays pontin, pour détruire une insalubrité contre laquelle on lutte depuis plus de vingt siècles. Ce qui étonne profondément, c'est que cette contrée fut autrefois le séjour des Volsques, une nation assez puissante pour balancer la fortune de Rome. Après quelques guerres acharnées, la confédération des Volsques fut détruite par sa puissante rivale, en 338, et aujourd'hui il n'y reste que des ruines propres à exercer l'esprit des antiquaires. Le pays pontin n'est séparé de la mer que par un vaste terrain d'alluvion; il forme plusieurs bassins successifs qui retiennent les eaux pluviales. Les atterrissements empêchent, il est vrai, les inondations de la mer, mais ils empêchent en même temps l'écoulement des eaux vers la mer. Ce terrain n'a pas une étendue de moins de 183,000 mètres.

Mais ni le grand ouvrage d'Appius Claudius, ni les travaux entrepris par César, par Auguste, Léon X, Sixte V, Pie VI, n'ont produit de résultats persévérants. Le système de dessèchement proposé par le baron de de Prony a-t-il été continué? On paraît croire qu'il faut donner issue aux eaux qui submergent le pays, en pratiquant un canal principal d'écoulement dans la partie la plus déclive, où vient aboutir la plus grande masse d'eaux, et qu'on doit faire plusieurs canaux secondaires qui aboutissent au canal central. Un système mal combiné de canaux secondaires a été la principale cause de l'insuccès de toutes les entreprises.

L'Italie moderne qui est une puissante nation, préférera-t-elle à des discussions passionnées et stériles une œuvre humanitaire et patriotique qui serait sa gloire dans l'avenir : l'assainissement des marécages qui infestent cette terre privilégiée? On peut en douter en lisant ce passage des *Annales d'hygiène publique* (septembre 1883 p. 284).

« Le ministre de la guerre du royaume d'Italie vient de publier, à l'aide des renseignements recueillis auprès des conseils provinciaux, une carte de la malaria qui permet d'apprécier l'étendue du mal et son intensité. Sur les soixante-neuf provinces de l'Italie, il n'y en a guère que six qui soient complètement exemptes de ce fléau, qui frappe les habitants de fièvres miasmatiques et de cachexies paludéennes. Dans vingt et une provinces, la malaria sévit d'une façon très grave. On a calculé que, dans l'armée, plus de 40,000 hommes payent, chaque année, un tribut plus ou moins considérable à cette cruelle maladie. La malaria prélève certainement chaque année, près de six millions de francs sur le budget italien, à raison des frais d'hôpitaux occasionnés par les maladies des soldats et des agents de toute sorte. Quant à la fortuue publique, il serait impossible de chiffrer les désastres que lui inflige cette maladie, qui atteint des centaines de mille de travailleurs à la force de l'âge, et force à laisser improductives de grandes étendues de terre qui pourraient être très fertiles. Fait digne de remarque, la malaria est devenue plus violente par suite de la construction des chemins de fer. Pour exhausser les voies il a fallu extraire de chaque côté des matériaux, et former des excavations où les eaux stagnantes ajoutent considérablement à l'insalubrité de la région.

« Sur certaines lignes de chemin de fer, qui traversent de vastes solitudes, les employés les plus robustes ne peuvent résister aux fièvres de la malaria, et on cite telle ligne qui perd chaque année 36 employés sur 1,000.

« La question de la malaria est une de celles dont l'étude s'impose d'une façon impérieuse au gouvernement italien. Mais il faudrait des centaines de millions pour détruire dans son germe cette maladie qui arrête l'accroissement de la population, amoindrit les recettes du fisc, et pousse à l'émigration un trop grand nombre d'Italiens[1]. »

Sur la fin de l'été et surtout au commencement de l'automne la mortalité parisienne descend à un chiffre très faible : la première semaine de septembre 1883, elle est descendue à 929, la plus faible qu'on ait observée depuis le commencement de l'année. Dans la seconde, elle descendit à 910, de sorte que toutes les maladies épidémiques et saisonnières, sauf l'athrepsie des jeunes enfants concouraient à cet heureux résultat. Dans la seconde semaine elle a causé 145 décès et dans la première 154. Sur ce grand nombre de décédés 16 dans un cas et 13 dans l'autre seulement avaient dépassé la première année de la vie.

Chez les anciens, l'automne passait pour mortifère; les maladies engendrées par lui, avaient disait-on, pour caractère d'être longues, à paroxysmes irréguliers, à crises difficiles ; on voyait régner les fièvres quartes, les hydropisies, les dyssenteries, la mélancolie. On attribue généralement aux chaleurs intenses de l'été quelques cas assez fréquents de folie, restés à l'état d'incubation, qui éclatent souvent en automne. Cette saison est chez nous la plus humide, et l'humidité est l'agent universel

[1] J.-B. Baillière et fils, rue Hautefeuille, 19.

des maladies. Les épidémies de croup et d'angines couenneuses sévissent principalement dans les contrées basses, dans les saisons froides et humides, par conséquent en automne, en hiver, et au commencement du printemps. Elles sont plus rares en été et dans les pays chauds et secs. La violence des épidémies de fièvre puerpérale a souvent été proportionnée à la rigueur de la température et surtout au froid humide. On peut faire les mêmes observations pour le scorbut ; Péron avait remarqué que la plupart des épidémies avaient été précédées de pluies abondantes et d'épais brouillards.

Le froid piquant des matinées et des soirées, alternant avec de chaudes journées, déterminent aussi prématurément un grand nombre d'affections catarrhales peu graves, mais très tenaces. L'abondance et la variété des fruits, l'abus des liqueurs nouvellement fabriquées, s'ajoutant à l'humidité des nuits et à l'apparition des brouillards, sont à la vérité les causes de plusieurs affections intestinales et rhumatismales ; mais toutes peuvent être facilement évitées par l'observation des plus simples moyens hygiéniques : User des fruits avec modération, s'abstenir des vins et des cidres nouveaux, se prémunir par des vêtements plus chauds encore contre la fraîcheur humide des matinées et des soirées. Ces prescriptions étant données à la prudence, nous ajouterons que le mois de septembre est de tous le plus salubre, le plus agréable, le plus fécond en jouissances. C'est l'époque où, moins accablé par les chaleurs énervantes, le corps reprend sa vigueur ; c'est aussi l'époque la plus favorable et la plus féconde pour le travail intellectuel :

études historiques, poésies, compositions musicales.

Si l'exercice, les voyages et les marches lointaines ont des inconvénients pendant un été brûlant, ils sont très favorables aussitôt que le soleil tempère l'ardeur de ses rayons. La saison de la chasse permet de se livrer à un exercice violent, qui est sans fatigue, ou du moins sans inconvénient, parce qu'il est soutenu par une passion et des jouissances inépuisables. Les amateurs de chasse ne sauraient en être privés sans danger, et plus d'un deviendrait sujet à la goutte ou à d'autres maladies s'il était forcé d'y renoncer. Le 18 octobre 1687, Mahomet IV, déposé par les janissaires, fut enfermé dans la prison d'où l'on tira son frère Soliman pour le mettre à sa place. L'infortuné Mahomet aimait la chasse avec passion, et réduit tout à coup à l'inaction, il tomba dans une langueur qui le conduisit rapidement au tombeau.

Le passage brusque d'une saison à l'autre n'est pas exempt de dangers, mais les plus graves peuvent être prévenus par un changement d'habitudes conforme à la saison nouvelle. Loin d'être funeste, la succession des saisons a cette utilité inappréciable de faire cesser toute épidémie régnante. *Æstivos morbos hyems succedens solvit*, dit Hippocrate, avec toute vérité, *et hyemales æstas succedens transmutat*. Néanmoins dans toutes les saisons, les variations brusques et fréquentes de température, de l'état hygrométrique et de la pression atmosphérique, ont pour effet de surexciter les affections rhumatismales et nerveuses. Les premiers froids de novembre déterminent souvent chez les habitants des campagnes, les femmes et les enfants particulièrement, des engelures, des rugosités et des gerçures de la peau, que l'on guérit facilement avec quelques lotions aromatiques et surtout avec la teinture d'iode.

Les anciens faisaient commencer l'hiver au coucher des Pléïades; pour les météorologistes, il commence également en décembre. Mais il est des saisons anormales qui échappent à toute classification; et lorsque, dans les premiers jours de novembre, depuis les Pyrénées jusqu'au Rhin, le thermomètre descend à plusieurs degrés au-dessous de zéro, on ne doit pas consulter le calendrier, il faut reconnaître que l'hiver a commencé. Si, comme cela est arrivé du 21 au 27 octobre 1881, la température se refroidit subitement, la mortalité à Paris, augmente sensiblement : cette semaine présente sur la semaine précédente un accroissement de 114 décès comme premiers sévices de l'hiver. L'augmentation porte principalement sur les décès par bronchite et pneumonie qui s'élèvent de 57 à 104. C'est alors que commence le grand hiver du Nord, les derniers navires d'Angleterre et d'Allemagne quittent en toute hâte le port de Cronstadt, de peur d'être bloqués par les glaces, qui dureront six mois au moins.

Nous le répétons, on doit régler le régime d'après l'époque et les rigueurs de la saison. L'insuffisance d'une nourriture réparatrice en automne et en hiver, engendre la misère physiologique et prépare les morts prématurées des phthisiques, qui ont lieu en si grand nombre au printemps. Plusieurs exemples cruels tirés de nos annales militaires montrent combien la privation d'aliments a pu ajouter au contingent de nos désastres. Dans la relation médicale de la première expédition de Constantine, faite à la société médicale du Ier arrondissement, le docteur Schripton rapporte que l'abstinence réunie au froid fut la cause des nombreux décès qu'on observa. Le corps des officiers qui ne manquèrent pas complètement d'aliments et d'eau-de-vie, ne compta pas un seul mort. On sait enfin que la disette réunie aux froids désastreux, réclame une très large part dans les hécatombes douloureuses de nos vaillants soldats dans la campagne de 1812 et pendant le siège de Paris.

Nous écrivions en 1859 : « A l'occasion des petites comètes qui se sont montrées depuis quelques temps, mais, qui à cause de leur petitesse n'ont guère attiré que l'attention des savants, nous rappelons que de tous les phénomènes météréologiques, la magnifique comète de Donati qui apparut en 1858, est celui dont les esprits ont été le plus vivement préoccupés. Depuis l'époque mémorable de 1811, nous n'avions pas vu dans le ciel un aussi grand spectacle que celui de cette comète à l'éclat extraordinaire. Les astronomes ont vainement fait entendre la voix de la science et de la raison : on ne persuadera jamais, même à un certain nombre de gens instruits, qu'une comète aussi éclatante soit sans influence aucune sur nos saisons, sinon sur la destinée des Etats. La coïncidence des années exceptionnelles de 1811, 1832 et 1848, sous le rapport de la température si favorable à la maturité des fruits, a fourni des armes à des superstitieuses croyances.

« On s'est demandé souvent si les comètes étaient étrangères à plusieurs des maladies extraordinaires qui ont paru sur le globe. La distance de ces météores vaporeux se compte par des millions de lieues, et la comète de 1770, qui s'est le plus rapprochée de la terre, en était encore à 602,000 lieues. Cependant on présume que les vapeurs qui sortent des comètes sont attirées dans les orbites des planètes et du soleil ; il y a lieu de croire même que des comètes se sont mêlées quelquefois à l'atmosphère terrestre. L'obscurité impénétrable des causes réelles a fait recourir à des causes en quelque sorte surnaturelles pour expliquer les maladies de certains végétaux, l'apparition du choléra et le règne de ces épidémies qui ont précipité au tombeau des générations entières; mais ce ne sont là que de pures hypothèses, que des esprits sages ne sauraient admettre en l'absence de toute espèce de preuves. Nous ne chercherons pas davantage à combattre les croyances superstitieuses qui ont quelquefois fait trembler des conquérants jusque sur leur char de victoire. Nous préférons leur opposer l'opinion du cardinal Mazarin. Arrivé au dernier terme de la maladie qui l'emporta, un courtisan vint lui annoncer qu'une comète avait paru, et qu'elle était sans doute l'avant-courrière de sa guérison : *La comète me fait trop d'honneur*, répondit le grand ministre; et, détournant la tête, il expira quelques heures après. »

FIN.

TABLE DES MATIÈRES

Saint-Denis. — Imprimerie Ch. LAMBERT, 17, rue de Paris.

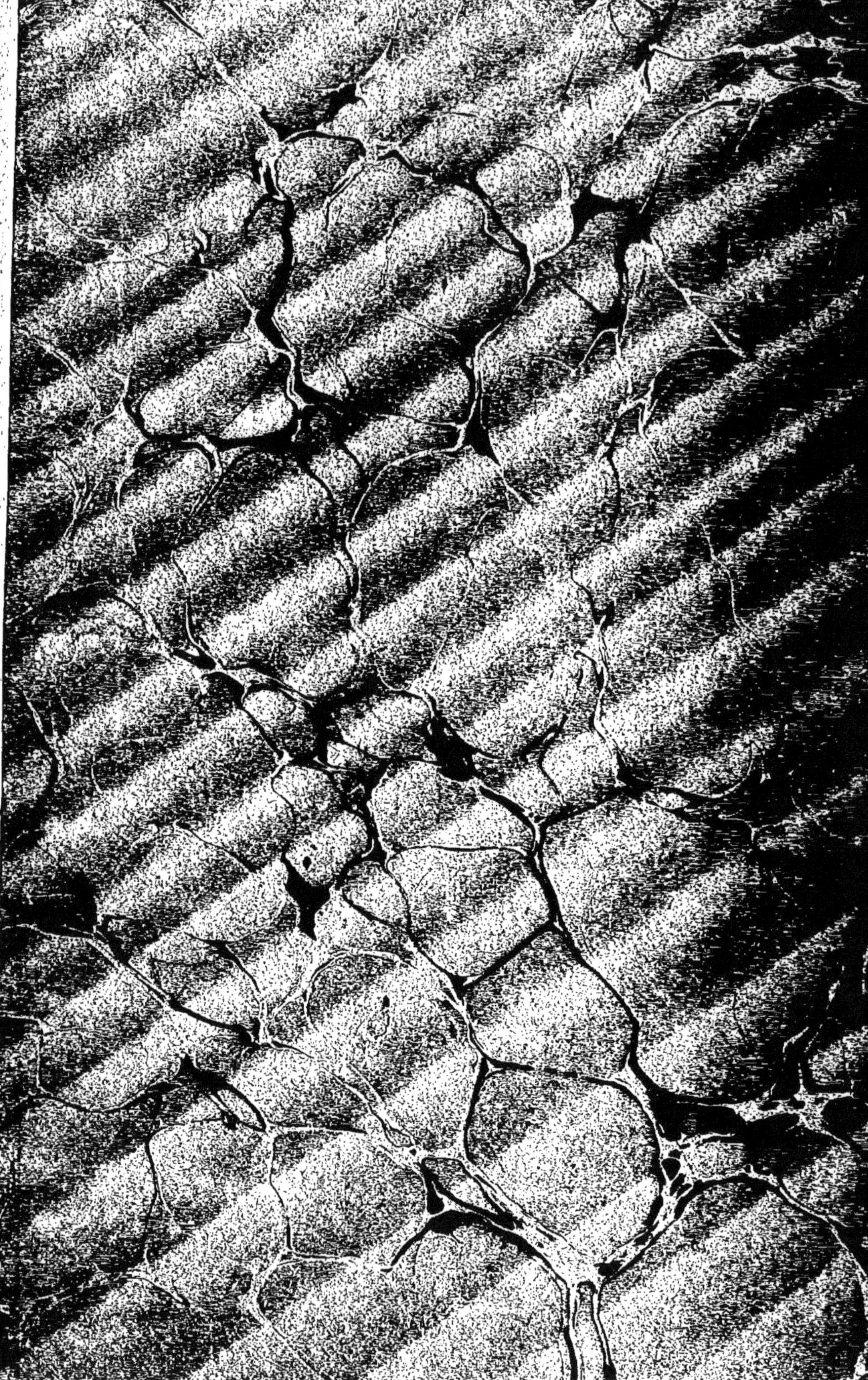

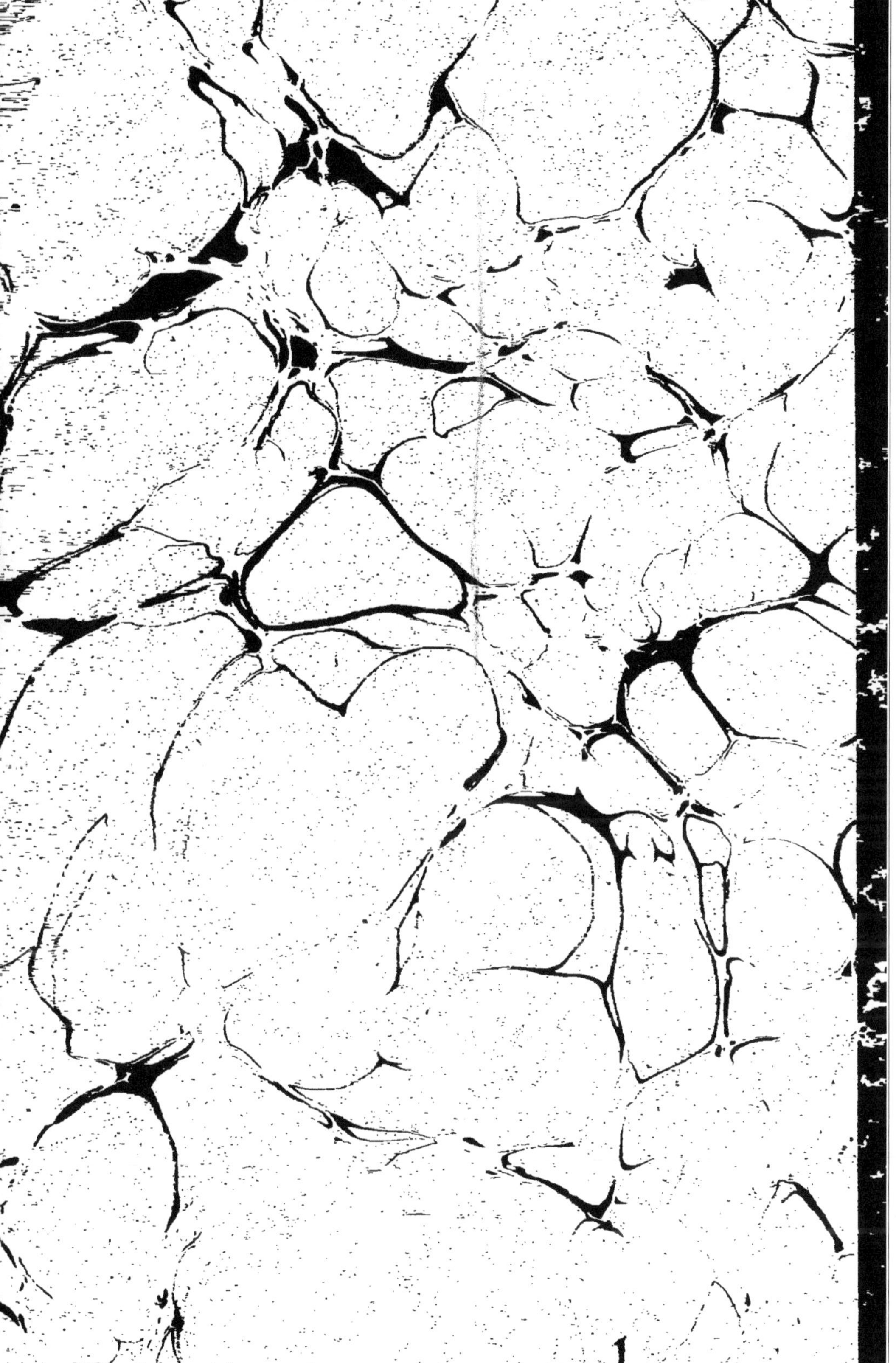

www.ingramcontent.com/pod-product-compliance
Ingram Content Group UK Ltd.
Pitfield, Milton Keynes, MK11 3LW, UK
UKHW020310230726
13925UKWH00001B/331

9 782013 698436